メンタライゼーションを学ぼう

愛着外傷を
のりこえるための
臨床アプローチ

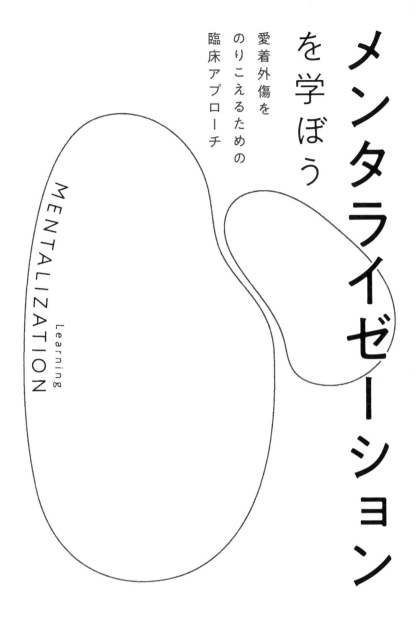

MENTALIZATION

Learning

池田暁史

Ikeda Akifumi

＝著

日本評論社

目　　次

第**2**部　メンタライゼーションに基づく治療とは何か

第 **1** 部

メンタライゼーションとは何か

第 1 章

メンタライゼーションとは

はじめに

　これからしばらく読者の皆さんとメンタライゼーションをめぐる旅に出て
みたいと思います。

　とはいえ，急にこんな話をされても「えっ!?　メンタライゼーションって
何？」と思われる方も多いかもしれません。ということで，百聞は一見に如
かず。まずは皆さんに少しばかりメンタライゼーションを体験してみてもら
いたいと思います。

　図1-1をご覧ください。専門家ならご存知でしょうが，臨床現場で時折用
いられる心理検査にPFスタディというものがあります。投影法に分類され
る検査の一種で，一コマ漫画の何も描かれていない吹き出し内にもっともふ
さわしいと思うセリフを書き込んでいくという心理検査です。その要領で，
もし自分が左側の女性であったとしたら，吹き出しの中にどのようなセリフ
を入れるか，少し考えてみてください。

　はい。いかがでしょうか。

　もちろん，正解がある設問ではないので，いろいろな答えがありうるので
すが，おそらく「どうされましたか？」「何かお困りですか？」あるいは
「お手伝いできることはありますか？」などの言葉を思い浮かべた人が多か
ったのではないでしょうか。

　さて，そうであるとして，いったいなぜ私たちの頭の中にこうしたセリフ

が浮かんできたのでしょうか。このとき私たちのこころの中で何が起きていたのかをなるべくくわしく言葉にして振り返ってみましょう。

まず，あなたは街中を徒歩で移動しています。昨日食べた美味しいお鮨のことを思い出しているのかもしれないし，恋人と合流していまから観ようとしている話題の映画への期待に胸を膨らませているのかもしれません。ふと前を見やると，交差点に立ち止まっているポニーテールの女性がいます。

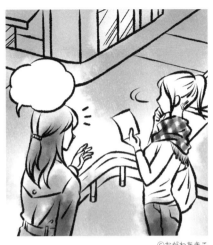

©おがわあきこ

図1-1　メンタライゼーションしてみよう

「何をやっているのだろう」とあなたはこころの中で思います。もしかしたら単にこころの中で思うだけでなく，実際に小声でそうつぶやくかもしれません。あなたの注意は自然とその女性に向かいます。すると，彼女が左手にメモらしきものをもっていること，そして眉間に少々しわを寄せてそのメモとにらめっこしながら左右を一所懸命見まわしていることに気づきます。

「あー，この女性はどこかに行きたいんだけれど，道がわからなくなっているのかもしれないな」とあなたは判断します。「そうだとすれば，きっとこの人は困っているのだろう」とあなたは思います。そして「困っている以上は，助けを求めているかもしれない」とさらにこの女性のこころの状態を読もうとします。

この一瞬の間にあなたはこれだけたくさんの工程を処理しています。そして，いまあなたが行ったこの過程こそがメンタライゼーションまたはメンタライジングといわれるものです。その結果，あなたはこの女性に話しかけたということになるのです。

メンタライゼーションとは

　メンタライゼーションあるいはメンタライジングとは何か。この問いにもう少し説明的に答えれば，①自分や他者のこころの状態に思いを馳せること，および②自分や他者のとる言動をその人のこころの状態と関連づけて考えること，という2点がその骨子ということになります。

　先ほどの例に戻れば，眉間にしわを寄せた彼女の表情，メモをじっと見つめる彼女の姿勢，周囲をキョロキョロと見まわしている彼女の動き，こうした彼女の表面上の様子から「道がわからなくて困っている」という彼女のこころの状態を推測し，なぜそのような行動をとっているのかという彼女の内的状態（この場合は，動機や願望）を理解しようとする能力といえます。

　こう書くと「えっ!?　メンタライゼーションなんて聞きなれない言葉でいうからどんなすごいことかと思ったら，そんなの皆が普通にやっていることで，珍しいことでもなんでもないじゃない！」という反応が聞こえてきそうです。

　この問いに対する答えは，YESでもあり，NOでもあります。たしかにこうしたことは私たちが日常の人間関係の中でほぼ無意識に行っていることです。その意味で，私たちの対人能力や社会機能の基盤を形成する基本的能力といってもよいでしょう。大人はもちろんのこと，幼稚園や保育園の園児であっても年長組になればほぼ獲得しているような機能なのです。ところが，ことはそう簡単ではありません。この一見基本的な能力を，私たちはしばしば些細なことで失ってしまうことがあるからです。

　先ほどの図1-1の例に戻ってみましょう。あまり苦労することなくクリアしたと思われるこの課題にもう一度，今度はある条件をつけてチャレンジしてみてほしいのです。その条件とは，「あなたはこの直前にいやなことがあって腹が立っています」というものです。たとえば，あなたは注文どおりの仕事をしたはずなのに，取引先のお偉いさんからほとんどいいがかりとしかいえないようなクレームをつけられ，憤然として帰路についているかもしれ

ません。あるいは，あなたは駅のホームを歩いているとき，ある人物に擦れ違いざま肩で思いきりぶつかってこられたうえ一言の謝罪もなく歩み去られてしまって非常に立腹した状態で歩いているかもしれません。この状況で先ほどの場面に出くわしたら，あなたはどう反応するでしょうか。

　「その程度のことだったら一瞬で気持ちを切り替えられるので，とくに影響を受けないよ」という人もいるでしょう。しかし，そうではない人も結構いるのではないでしょうか。たとえば「なに歩道のど真ん中で立ち止まって，人の歩くのを邪魔してるんだよ！　どけよ！」と思う人もいるかもしれないし，「キョロキョロしちゃってどこの田舎者だよ，うざったいなぁ」と思う人もいるかもしれません。いずれにしろ，先ほどのように目の前の人のこころに思いを馳せて，親切に声をかけることはできなくなるでしょう。

　いま私たちは怒りにとらわれてしまったことによるメンタライゼーション能力の喪失を描きました。こうした状況を造り出すのは，何も怒りだけに留まりません。たとえば，採用面接の集合時間に遅れそうで焦っている人も，道に迷っているこの彼女をメンタライズすることはできないでしょう。おそらくは「どいて，どいて，邪魔だよ」と思いながら彼女の横を駆け抜けていくことでしょう。あるいは，以前から想いを寄せていた相手と思いもかけず2人で食事をすることになり，嬉しさで舞い上がった状態で約束の店を目指している人も「私の恋路の邪魔をしないでもらいたいな」と思いながら彼女の脇を素通りしていくのではないかと思います。つまり，喜怒哀楽との感情であっても，ある程度以上の強さの感情にさらされると，私たちは他者を（ついでにいえば自分のことも）メンタライズすることができなくなるのです。

プロセスとしてのメンタライジング

　以上のことを簡単に図式化したものが図1-2です。縦軸はメンタライジング能力，横軸は情緒的負荷の強さ（覚醒水準と呼びます）を表しています。

　ここで少し「覚醒」という言葉について説明しておきたいと思います。覚醒を『大辞林』（松村編，2006）で引いてみると，次のように書かれています。

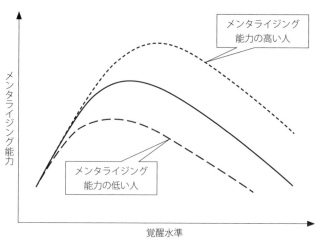

図1-2　覚醒水準とメンタライジング能力

「①目をさますこと。目がさめること。②過ちや迷いに気づくこと。③〖心〗中枢神経系の興奮が増大し注意が喚起された意識の状態」

　昭和40年代以降に生まれた世代にとっては「覚醒」というと，格闘漫画の主人公が絶体絶命の窮地に陥った際にその眠れる真の実力を解放し次なる強さの段階へと歩を進める，という辞書とは微妙に異なる意味をイメージする人が多いかもしれません。ここでは当然ながらそういうことではなく，心理学用語を意味する〖心〗の記号が付けられた③の意味で用いられています。すなわち，外界もしくは内界からの何らかの刺激を受けて脳の活動が活性化している状態のことをいっています。

　図1-2の横軸の左側，つまり覚醒水準が低い状態というのは，たとえば私たちの寝起きの状態や，相当量のアルコールを飲んで酔っぱらっている状態を想像してもらえばよいでしょう。このときの私たちは，普通の言葉を使えば「ボーっとして頭がまわっていない」状態にあります。頭がボーっとしていては，自分や他者のためにこころを使って考えること，すなわち十全なメンタライジングができません。

　たとえば，母親が朝，一所懸命に自分のことを起こしてくれようとしてい

るのに，眠くて眠くてたまらない私たちは「あー，お母さんは私が今日の試験に遅刻しないように心配して私のことを起こしてくれているんだわ。感謝しなきゃ」と母親の行動の意図（動機づけ）を正当に慮ることができず，「うるさいなー，邪魔しないでほっといてよ！」などと文句をいってしまいます。

　図1-2の横軸の中央付近は，覚醒が適度に保たれている状態を示しています。いわゆる頭がシャキッとした状態のことです。たとえば朝起きて簡単な朝食とコーヒーを摂り，通学で外気に触れながら少々身体を動かしたことで，眠気が吹き飛びすっかり目が醒めた状態を想像してもらえばよいでしょう。

　この状態になると私たちは充分なメンタライジングができるようになります。先ほどの例でいえば，自分の悪態を振り返り「いくら眠かったとはいえ，せっかく親切に起こしてくれたお母さんにあんなこと言っちゃって傷つけちゃったかなぁ。悪いことしちゃったなぁ」などと母親の意図を慮ったり，自分の言動が母親のこころに与えた影響について適切に考えたりすることができるのです。

　図1-2の横軸の右側は，覚醒水準が高い「過覚醒」といわれる状態を示しています。非常に強い刺激が入力された結果，脳の興奮の度合いが通常の範囲を超えてしまった状態です。この状態になると，私たちのメンタライジング能力は再び低下してしまいます。

　なぜでしょう。それはこの状態が生物として危機的な状況にあることを意味している可能性が高いためです。たとえば，お台場に遊びに行っているときに，東京湾からゴジラが上陸してきたと想像してみましょう。私たちの500メートルほど向こうに突然ゴジラが現れ，巨大なビル群をなぎ倒しながらこちらへ向かってくるのです。私たちのこころは圧倒的な恐怖にとらわれます。私たちはとっさに逃げるか戦うかの選択を迫られることになります（これは専門用語で「闘争－逃走反応」と呼ばれます。もっともこの場合，逃走よりも闘争を選ぼうとする人はあまりいないと思われますが）。

　ここで私たちは「ゴジラが建物を壊しているのはなぜだろう。私たちの原子力政策が間違っているということを彼（彼女？）は伝えたいのだろうか。

それともモスラと喧嘩して負けたので，むしゃくしゃして八つ当たりをしているのだろうか」などとゴジラをメンタライズしてみようとは思いません。立ち止まって悠長にそのようなことを考えていたら，飛んできたビルの瓦礫が直撃するか，ゴジラの放射火炎で燃やされるか，巨大な足に踏みつぶされるかして死んでしまうからです。

　喜怒哀楽いずれの感情であっても，それがある程度以上の強さになると，私たちは常とは異なる事態が生じていると認識します。文明の利便性の陰に隠れて意識されにくいだけで，現代であってもその要素は変わらずに存在しているのですが，私たちの祖先が自然の脅威に日々さらされながら暮らしていた時代には，「常とは異なる事態」はいつも私たちの祖先に死をもたらす可能性がありました。その結果として私たちは，強い情緒的刺激を受けると動物としての本能に基づき，メンタライジングのスイッチを切るのです。

　というよりも進化論的には，情緒刺激による興奮が増大したときにメンタライジングのスイッチを切ることのできない祖先の遺伝子は，長い時間をかけて淘汰されてきてしまったのでしょう。森の中を歩きまわっているときに突然目の前に牙をむいた猛獣が飛び出してきたという状況でその猛獣の気持ちを考えようとする祖先や，武器をもち戦闘態勢にある見知らぬ部族と移動中に遭遇してしまった際にまず彼らの気持ちを想像してみようとする祖先は，遺伝子を次の世代に残せなかった可能性が高いわけです。

　したがって，何らかの条件下でメンタライゼーションの能力が下がってしまうことは病気でも障害でもありません。ボーッとしているときや過覚醒のときにはメンタライズできなくなるのが普通なのです。これが示唆していることは非常に重要です。おそらくほとんど全員の読者が図1-1による最初の課題をクリアしたことでしょう。その意味で私たちは「普通」のメンタライジング能力を有しているといえます。ところが進化生物学的にいえば，ある条件下ではメンタライズできない（もしくは，メンタライズしない）ほうが「普通」になります。つまり，メンタライゼーションの能力は一度獲得したら揺るぎなく維持され続けるようなスタティック（静的）なものではないのです。そのときそのときで常に揺れ動きながら，強くなったり弱くなったり

する力動的なプロセスなのです。

　それゆえ，ここまで私はメンタライジングとメンタライゼーションという2種類の表現をあえて区別せずに用いてきたのですが，実のところ，この2つの言葉はある程度使い分けがなされています。すなわち，ここまで述べてきたような一瞬一瞬で機能したりしなかったりするこのこころの働きを指すときにはメンタライジングという動名詞が好んで用いられ，一方，メンタライゼーションという名詞はこれらの概念を総体的に表すときに使われることが多いのです。

メンタライジングの制止——どこが問題なのか

　ここまで説明してきたような，刺激による脳の興奮が少なすぎたり多すぎたりしてメンタライゼーションにブレーキがかかっている状態を，メンタライジングの制止と呼びます。そして，このブレーキは私たち人類が生き延びるうえできわめて重要なものであることも私たちは学びました。いまその瞬間の危機に即座に対応するためにメンタライジングのスイッチを切るというのは，いわば自然の摂理なのです。

　それにもかかわらず，メンタライジングの制止は私たちの対人関係にとって非常に大きな問題となります。考えてみれば当たり前のことなのですが，現代を生きる私たちは，対人関係上の葛藤を解決するための手段として暴力ではなく対話を選んでいます。そこで求められるのは，力で相手を従わせることではなく，こころで互いを理解し合うことであるのに，メンタライジングに制止がかかるとそれが困難になってしまうからです。

　私たちが他者を理解していくためには，このメンタライジングの制止をのりこえていかねばなりません。そのために，まずはメンタライジングの制止が起こりやすい状況についてよりくわしくみてみようと思います。

　あらためて図1-2をみてください。とりあえずは実線で描かれた曲線をみてもらえればよいでしょう。すでに示したとおり，覚醒水準が低いときと高すぎるとき，私たちのメンタライジング能力には制止がかかることが示され

ています。

　加えて図1-2には，破線で描かれた曲線が2つ描かれています。頂点がよ
り右側に寄っている曲線と，より左側に寄っている曲線です。それぞれに
「メンタライジング能力の高い人」と「メンタライジング能力の低い人」と
いう但し書きがあります。これはメンタライジング能力に個人差があること
を示唆しています。つまり世の中には，同じ量の情緒的刺激を受けても，メ
ンタライジングが維持される人とメンタライジングに破綻が生じてしまう人
とがいるのです。同じストレス下であっても，ある種のパニックに陥ってし
まいいつもどおりに物事を考えられなくなってしまう人と，普段どおりに課
題に取り組むことができる人がいることを私たちは経験的に知っているでし
ょう。これは個人個人のメンタライジング能力の高低という図1-2の考え方
を使えば説明が可能となります。

　以上をまとめるとメンタライジングの制止について，次の2つのことがい
えます。①メンタライジング能力には個人差があり，②どのような人であれ，
その人の閾値以上の刺激が加わるとメンタライジング能力は損なわれる，と
いうことです。

　さらにメンタライジングの制止には，もう一つ重要な特徴があります。そ
れが，③近しい人がかかわるとメンタライジング能力は低下する，という
のです。実はこれがメンタライゼーションを理解するうえで非常に重要とな
ります。いったいどういうことなのでしょうか。

　一つ目の例として，私たちに非常に身近なものを取り上げてみます。学校
帰りに友人と，もしくは仕事帰りに同僚と軽く食事をしていこうということ
になった状況を考えてみてください。「どこにしようか」と友人あるいは同
僚が尋ねてきます。あなたは「あー，そうだ！　あそこがいいな，あそ
こ！」と応じます。というのも店の名前がとっさに思い出せなかったからで
す。すると同伴者は「あそこってどこだよ。あそこじゃわかんないよ」とい
わゆるツッコミを入れてきます。あなたは「それはそうだよね。ゴメン，ゴ
メン。えーっと，思い出した！　○○なんかどうかな」と笑いながら応じる
でしょう。

ところが，この相手が恋人や伴侶であったらどうなるでしょうか。「お腹減ったね。どこで食べよっか」と聞かれたあなたが「あー，あそこがいいな！　あそこにしようよ」と答えたときに，「何それ。あそこじゃわかんないよ」という反応が返ってきた場合です。この際，私たちは知人を相手にするときのような余裕のある対応をしばしばとれなくなるのです。よくあるのが「何言ってるの。あそこって言ったらあそこに決まってるでしょ。3年も付き合ってるのに，そんなこともわかんないの？」というような怒りの反応です。

　私たちは，近しい相手には多くを言わずとも自分のことをわかってもらうことをほぼ無自覚に期待してしまいます。通常であれば「自分とこの人とは別の人間だから，普段の好みも違うし，いまこの瞬間に食べたいものだって違うだろう。お腹の空き具合だって違うかもしれない。だからこの人がいまどんなものを食べたいと思っているのかもきちんと考えて，擦り合わせなきゃいけないな」という相手に対する当たり前の配慮（メンタライジング）が生じます。しかしそれが特別に近しい相手になると，「恋人（夫婦）なのに，なんでこんなこともわかってくれないんだよ！」という気持ちのほうが大きくなってしまい，しばしば当たり前のメンタライジングができなくなるのです。

　かつてのように報道されなくなったとはいえ，ひきこもりの子どもの家庭内暴力，とくに母親への暴力はいまだに大きな社会問題ですが，一歩家の外に出ると萎縮して周囲にビクビクしているような子どもがなぜ母親にだけそのように暴力的になるのか，という謎を理解するための鍵もここにあります。ひきこもりの子どもにとって母親との関係は特別に近しい関係であるため，ちょっとした見解の齟齬も「自分を産んだ母親のくせに，なんでこんなこともわからないんだよ！」という気持ちが前面に出てしまい，母親をメンタライズすることができなくなってしまうのです。この近しい人であればあるほどメンタライズするのが難しくなるというパターンが「近しい人がかかわるとメンタライジング能力が低下する」第一のパターンです。

　加えて，これには第二のパターンがあります。近しい人がかかわると第三

者をメンタライズすることができなくなるというパターンです。

　例として，私がメンタライゼーションについての研究を始めて間もない時期に開かれたある裁判をみてみましょう。この裁判では，電車内で痴漢に遭ったという嘘の申告をしたとして，ある女性が虚偽告訴などの罪に問われました。当時交際していた男性から，示談金目当てでの痴漢事件のでっちあげをもちかけられ，交際相手の気持ちをつなぎとめるため事件に加担した被告女性は，涙ながらに謝罪したあと，当時の心境を問われて「悪いことをしているのは分かっていたが，彼が私の元からいなくなってしまうのが怖かった」と述べたといいます（2008年7月23日「時事通信」）。

　この例の悲惨なヴァリエーションは，「恋人から捨てられるのが怖かった」と言って，恋人によるわが子への虐待を放置するシングルマザーなどで最近もしばしばみられます。私たちは近しい相手から働きかけられると，普段なら働くメンタライゼーション（「この人にだって仕事があるし，奥さんや子どももいるかもしれない。もし私のでっちあげで痴漢として捕まってしまったら，この人は仕事も家庭も一気に失うかもしれない。そうしたらこの人はどんなにつらい日々を送ることになるだろう。そんな恐ろしいことはとてもできない」「いまやこの子の血のつながった家族は私しかいないのに，その私が味方になって守ってあげなかったら，この子はどれほどの絶望に苦しまなければいけないだろう。そんな可哀相なことは絶対にできない」）がうまく機能しなくなってしまうのです。とくにこれらの例のように，当の近しい関係性を「人質」にとられて別れをチラつかされたりすると，あっという間に私たちはメンタライジング能力を失ってしまいます。

おわりに

　メンタライゼーションのもつ厄介な性質がおわかりいただけたでしょうか。私たちが幸せに生きていくうえで，良好な対人関係の存在は非常に重要です。良好な関係を維持していくためには，相手を適切にメンタライズすることが必要となります。ところが，私たちのメンタライジング能力は常に変動しているし，とりわけ近しい関係性そのものがメンタライジング能力を低下させ

てしまうという大きな落とし穴があるのです。ややおおげさな物言いになってしまいますが，この生物学的な矛盾を社会的・文化的に乗り越えようとしてきた努力の顕れこそが人類の歴史なのかもしれません。そう考えるとメンタライゼーションについて考えるということは，人間が人間である理由，人類の営みの本質について考えることのようにも思えてきます。そうした人間の本質を探る旅にこれからご同行いただければ幸いです。

第2章

メンタライゼーションとの出会い

はじめに

　前章はメンタライゼーションについて，それが私たちの普段の人間関係に
どのような影響を及ぼしているのかという観点から説明してみました。本章
と次章では少々パーソナルな話題にお付き合いいただきたいと思っています。
本章では私（とその周辺の人々）がメンタライゼーションとどのように出会
ったのかについて記していきます。というのも，私たちがメンタライゼーシ
ョンというこの未知なる概念といかにして出会い，どのように理解を深めて
いったかという流れを追体験可能な形式で提示すること自体が，多くの読者
にとってメンタライゼーション理論へのわかりやすいイントロダクションに
なるのではないかと考えるためです。

メンタライゼーション，日本へ

　メンタライゼーションの日本への導入が開始されたのは2007年です。こ
う断言してもほぼ間違いないと思っています。もちろん，これ以前から個人
的に関心をもって海外の文献等に親しんできた人はいるかもしれませんが，
この概念を日本に導入しようという組織立った動きが始まったのがこの年な
のです。

　その首謀者（というと何だか悪だくみをしている一団のような表現になってし

まいますが）は，私の恩師であった狩野力八郎（1945～2015）です。慶應義塾大学医学部を卒業後，途中，米国はトピカにあったメニンガークリニックへの留学を経て，東海大学，次いで東京国際大学で永年にわたって精神分析および力動精神医学の実践と教育に注力した狩野は，精神分析家であると同時に，境界パーソナリティ障害（borderline personality disorder：BPD）に関するわが国を代表する臨床家かつ研究者として精神医学／心理臨床の世界に広く知られていました。

　2003年に日本の精神分析をリードしてきた小此木啓吾が没すると，狩野はその跡を継いで日本の精神分析の中心地といえる小寺記念精神分析研究財団の理事長に就きました。私はこの理事長室で狩野から個人スーパーヴィジョンを受けていましたが，ある時期から緑色の一冊の洋書を繙いている彼の姿をしばしばみかけるようになったのです。

　思い返すに2007年の春ではなかったでしょうか。彼はいつものように穏やかな笑顔を向けると「ピーター・フォナギーって知ってる？」と尋ねてきました。私は首を横に振りました。おそらく私にとっては初めて耳にした名前だったと思います。彼は「MBT（mentalization-based treatment）という境界パーソナリティ障害に対する新しい力動精神療法があるんだ。来年（2008年）小寺財団主催でピーター・フォナギーたちを呼んでMBTの国際セミナーをやることになったから，それまでにテキストを翻訳しようと思っているので手伝ってくれないかな」と続けました。そのテキストこそ，狩野がしばしば繙いていた緑色の書物であり，翌2008年3月の小寺財団MBT国際セミナーに合わせて邦訳が刊行された『メンタライゼーションと境界パーソナリティ障害—MBTが拓く精神分析的精神療法の新たな展開』（Bateman & Fonagy, 2004）だったのです。

　こうして私はメンタライゼーション，およびその提唱者であるピーター・フォナギーと出会うことになりました。

言葉の意味と訳語

　ということで，なかば否応なしにメンタライゼーションの本邦導入に一役買わされることになった私だったのですが，もちろんこの時点での私の姿勢は「メンタライゼーション？　何それ？」というものであり，読者の皆さんが本書のタイトルを目にしたときに感じたかもしれないものと大差ないものでした。まずメンタライゼーションとは何であるのかから学び始めなければならなかったのです。

　本章を推敲している2021年2月現在，Googleで「メンタライゼーション」と検索すると約3万7200件のウェブサイトがヒットします（連載執筆時の2019年2月には2万2400件でした）。ところがこの当時，「メンタライゼーション」で検索しても，機密保持のための情報管理法や畜産業における感染症マネジメント方略を意味する「コンパートメンタライゼーション」という単語がヒットするくらいで，日本語の情報はほぼゼロでした。結局，頼りになるのは翻訳中のテキストそのものと，そこに載っている参考文献だけという有様だったのです。

　一応，言葉の定義はテキスト内に明示されていました。つまり「個人が，自分や他者の行為を，個人的な欲望や，ニーズ，感情，信念，理由といった志向的精神状態に基づく意味のあるものとして，黙示的かつ明示的に解釈する精神過程」（筆者訳）と記されていたのです。とはいえ，これを読んで「なるほど！　そういうことか」と納得できる人はほとんどいないでしょう。どうやら日本語で書かれているようではあるけれど，この意味のわからなさからすると，日本語のようにみえる別の言語かもしれない，と考える人がいたとしても不思議には思いません。

　この意味は，同書の中でフォナギーが「holding mind in mind」と要約しているのを目にして，ようやくイメージできるようになりました。訳せば「こころの中にこころを保持すること」，もう少し意を汲んで日本語にすれば「こころでこころを思うこと」となるでしょう。要するに「こころをちゃん

とこころとして取り扱おう」ということです。

　ちなみに，私が『こころの科学』で本書のもととなる連載を始めたときに，もっとも早く肯定的な反応をくれた人の一人である岡野憲一郎先生が教えてくれたのですが，「holding mind in mind」という表現はまず間違いなく「holding hand in hand」という慣用句を意識しているとのことです。「holding hand in hand」とは言葉どおり「手と手を取り合う」という意味です。それに倣えば「holding mind in mind」とは「こころとこころを寄り添わせる」ということになるでしょう。皆さんにもよりイメージしやすくなったかもしれません。では，次の問題としてこの言葉をどう日本語に訳せばよいのでしょうか。

　そもそもメンタライゼーションやメンタライジングという言葉のもとになっているのは，メンタライズという動詞です。そしてメンタライズという動詞自体も比較的最近できたものであって，そう長い歴史を有する言葉ではありません。そのもとになっているのは「精神の」「こころの」という意味をもつ，私たちにも馴染み深い形容詞メンタル（mental）です。つまり「メンタル（mental）」という形容詞に英単語を動詞にする接尾辞「〜アイズ（-ize）」がつけられたものが「メンタライズ（mentalize）」という動詞であり，それをさらに名詞化，動名詞化したものが「メンタライゼーション（mentalization）」であり「メンタライジング（mentalizing）」ということになります。

　この接尾辞「〜アイズ（-ize）」は通常「〜化する」と訳されるので，「メンタライズ」を愚直に訳せば「精神化する」「こころ化する」という訳になります。ただし，日本語で「せいしんか」といった場合，多くの人が「精神化」ではなく「精神科」をイメージすることは想像に難くありません。また，「こころ化」はやまと言葉に漢語をつなげる強引さが目立ち美しくないですし，「心化」と漢字で書けば大多数の人は「しんか」と読んでしまい，聞いているほうは「進化」なのか「深化」なのか「真価」なのかわからないという混乱が生じてしまいます。そういう事情で「精神化」も「こころ化」も日本語訳としてはいま一つどころか，だいぶスッキリしません。

実は私たちとは異なる文脈（主として発達心理学）で「メンタライジング」を「心理化」と訳した人たちもいるのですが，「心理化」を英語に逆翻訳しようとすると私などはどうしても「サイコロジカリゼーション（psychologicalization）」という言葉が浮かんできてしまうので，この訳も適訳とはとうてい思えません。

　私なりにいくつか試訳を携えて狩野のところに相談に行ったのですが，どれもお眼鏡には適わなかったようで，結局，カタカナ表記のままということになりました。私自身はもうこのままカタカナでよいと思っているのですが，これを患者に説明するときにはやはり不便を感じてしまいます。私の口から「メンタライゼーション」という単語を聞いた人の多くは，未知の言葉に戸惑いを隠しません。ですので，もう少し皆にとってイメージしやすい日本語訳ができればメンタライゼーションのさらなる普及のためにも望ましいのだけれどなぁ，という思いはどうしても捨てきれないまま現在に至っています。

メンタライゼーションの衝撃

　さて出会いの話に戻りましょう。このテキストをもとに日本への導入が始まったことで，私はメンタライゼーションの理論と，BPDに対するメンタライゼーションに基づく治療（mentalization-based treatment：MBT）の臨床実践とを同時進行で学ぶことになりました。もちろん当時の私にメンタライゼーション理論とMBTの全貌がすぐにみえてきたわけではありません。テキストやその他の海外文献からの情報を自分なりにつなぎ合わせて断片的なイメージを築き上げ，狩野のもとでこのプロジェクトにかかわったもの同士それを互いに持ち寄っては意見交換をし，少しずつ全体像を明らかにしていくという作業が行われました。それらを通して「なるほど，これはちょっと面白いことになるかもしれない」という感覚が私の中に芽生えていきました。その感覚を端的に表しているのは次の3点といえたでしょう。

（1）エヴィデンスの強調

　メンタライゼーションおよびMBTを人に語るとき一番わかりやすいのは，やはり臨床実践としてのMBTにBPDに対する確たるエヴィデンスがあるという点です。

　と，ここまで書いたところで私の筆は少々鈍ってしまいます。というのも，精神分析に関心のある読者は内的なこころの動きへの関心が強く，エヴィデンスといった治療の外の動きには興味を抱きにくいと一般には考えられているからです。普段精神分析と触れ合う機会のない人たちにも本書を読んでほしいとは思っているのですが，わざわざ本書を手に取ってくれる読者の大半が私にお情けで付き合ってくれている精神分析的志向の強い人たちかもしれません。その場合，私がエヴィデンスを強調するこの部分はあっさりと読み飛ばされてしまうかもしれないのです。しかし，精神分析の外に広く目を向けたとき，この問題はとても重要であり，エヴィデンスがもつインパクトを軽視することはいろいろな意味で得策ではないという思いもたしかに私にはあるのです。

　ちなみに，やや脇道に逸れてしまうのですが，精神分析（的精神療法）とエヴィデンスについてこの機会に少しだけ触れておきたいと思います。「精神分析にはエヴィデンスがない」という言葉は外部から精神分析を批判する際によく投げかけられる常套句です。私も若いときから何度この言葉を聞かされたかわかりません。これをいわれると，私たち精神分析の内部の人間は思わず「至りませんで，どうもすみません」と頭を下げたくなってしまうようなところがあります。ところで，果たしてこれは正当な批判なのでしょうか。

　結論からいえば，20年ほど前からすでにこの批判は当たらなくなっています。精神分析的な臨床実践にはその効果を主張できるだけの知見が充分に積み重ねられており，①治療開始前と比べて大きな症状の改善をもたらすこと，②その他の心理療法と同等程度の結果を有しており，他と比較して劣っているとはいえないこと，がいまでは明確に示されています（鈴木, 2018）。

　私たち精神分析を学び実践するものは，外からの批判に対して謙虚かつ真

摯に向き合うつもりがあります（そうはいっても普段の思考様式が異なっているので、質問者からみて満足のいく返答ができるかはまた別の問題ではあるのですが）。ただし、そのためには批判する側にもある種の誠実さを求めても許されるでしょう。

ここに「精神分析にはエヴィデンスがない」といっている人がいるとします。この人は臨床実践においてエヴィデンスを重視しているということが強く推測されます。エヴィデンスをよいものだと思っているからこそ、それがないことを批判しているに違いないからです（例外として「精神分析にはエヴィデンスがない」という言葉を褒め言葉として使っている人がいる可能性もわずかばかりとはいえ存在しますが、ここでは考えないことにします）。

さて、エヴィデンスがないという理由で何事かを批判するほどエヴィデンスに価値を置いている人であれば、自分の実践も当然エヴィデンスに基づくものであって然るべきです。そうでなければ言行不一致ということになって「エヴィデンスを重視すべきである」という主張そのものが無効化してしまいます。そういう人が「精神分析にはエヴィデンスがない」という批判を展開するために、最初にすべきことは何でしょうか。簡単ですよね。答えは「精神分析にはエヴィデンスがない」という主張の正当性を担保するために、精神分析のエヴィデンスを調べることです。

するとどうでしょう。ザクザクとはいいませんが、ポツリポツリと精神分析（的精神療法）のエヴィデンスが出てくるではありませんか。「ぐぬぬ、ないと思っていたのにそこそこエヴィデンスがあるじゃないか。まぁでも、もっとたくさん出してほしいよな」というのがエヴィデンスに基づく実践を行っている人が示す真っ当な反応です。この人の口から「精神分析にはエヴィデンスがない」という言葉が発せられることはないでしょう。エヴィデンスに価値を置くとはそういうことです。

ところが現実には「精神分析にはエヴィデンスがない」という人がいるようです。これはいったいどういうことなのでしょう。答えは2つしかありません。一つは、精神分析にエヴィデンスがあることを知っていながら「エヴィデンスがない」と嘘を吐いている場合です。そしてもう一つは、そもそも

エヴィデンスがあるかどうかを調べず自分の憶測だけで「エヴィデンスがない」という主張をしている場合です。どちらもエヴィデンスに対して不誠実な態度といえます。

　以上により「精神分析にはエヴィデンスがない」といっている人の言説は，ことエヴィデンスに関する限りは信用しないほうがよさそうだ，という結論が得られます。ですから，精神分析を学んでいる若人たちは，もしあなたの前に「精神分析にはエヴィデンスがない」と囁く人物が現れたとしても，そのような世迷い言を真に受けず，自分の信じる学びを続けてください。そして，精神分析を批判しようとしている人は，ぜひ対話が可能となる真っ当な批判をお願いいたします。それが私の細やかな願いです。

　さて，肝心のBPDに対するMBTの効果についていえば，開発者であるアンソニー・ベイトマンとピーター・フォナギーによる治療成果が精神医学の世界における有力誌である*American Journal of Psychiatry*誌に3本掲載されています（Bateman & Fonagy, 1999, 2001, 2008）。これらはBPD患者に対して個人精神療法や集団精神療法を含む18ヵ月間の部分入院（いわゆるデイケア）治療と，その後18ヵ月間のフォローアップを提供した3年にわたる長期の臨床研究です。そして，それぞれの研究では治療開始から18ヵ月後，3年後，そして8年後の転帰が検討されています。

　結果を簡単にまとめると，18ヵ月間の治療プログラム終了時点で，部分入院（MBT）群は対照群と比べて，抑うつ症状の程度，自殺企図および自傷行為の頻度，入院日数，社会機能および対人機能の程度（治療6ヵ月目から改善が認められ始める）のいずれもが有意に改善していました。これらの改善は，さらに18ヵ月間のフォローアップを経た3年間の全プログラム終了時点でも維持されており，驚くべきことにその多くは治療プログラム終了時よりさらに改善していました。

　そして治療開始から8年後に実施された追加の追跡調査においても，MBT群では通常治療群より，自殺企図率（23％対74％），BPDと診断される割合（13％対87％），外来通院期間（2年対3.5年），多剤併用療法に陥っていた期間（0.02年対1.90年），全般的機能（GAFスコア）が60以上の割合（45％対

10%），および就学就業期間（3.2年対1.2年）のいずれもが有意に高い結果を示していました。

このようにBPDに対するMBTの効果は，相応のエヴィデンスを有するものとして精神保健の領域に受け入れられており，BPDに対する治療ガイドラインにも弁証法的行動療法などと並んでしばしば名前が挙げられるようになってきています。

(2) 概念的基盤の豊饒さ

メンタライゼーションについて学んでいてもう一つ衝撃を受けたのは，概念を構成する諸要素が非常に多岐にわたっており，なおかつそれらがある程度の説得力をもって統合されている点でした。

精神分析だけをとってみても，英国の3つの流れ，すなわち自我心理学（ジョセフ・サンドラーの表象世界論），クライン派（ウィルフレッド・R・ビオンのα機能やコンテイナー／コンテインド理論など考えることをめぐる理論），独立学派の対象関係論（ドナルド・W・ウィニコットのミラーリングや可能性空間を中心とした発達精神病理学）をすべて含み込んだ理論構築がなされています。そのうえ，英国だけに留まらず，アングロサクソンの精神分析では流行らなくなってしまったジークムント・フロイト以来のリビドー備給論を重視するフランスの精神分析も理論上重要な位置づけを与えられています。

これは，精神分析を学ぶためにはいずれかの学派に属してもっぱらその学派を学ばなければならないと思っていた当時の私にとって結構な衝撃でした。私自身は主として対象関係論の文脈で精神分析を学び実践してきたため，サンドラーの表象世界論やフランス学派のリビドー備給論とは（難しさはあったものの）新鮮でとても興味深いものでした。これらの理論を知ったことで，私の精神分析は間違いなく豊かになりましたし，臨床実践の質も確実に変化しました（深まった，と思いたいところです）。実際に，いまでも私の実践の基盤が対象関係論にあることは間違いないのですが，メンタライゼーションと出会った2007年当時は「クライン派よりの対象関係論者」であった私の自己規定は，2015年頃にはただの「対象関係論者」になり，ここ3，

4年は対象関係論者ですらないただの「精神分析学徒」になっています。

　考えてみれば，そもそもフロイトやその直弟子たち（「第一世代」と呼ばれます）の時代には精神分析はただの精神分析であり，それ以上でもそれ以下でもありませんでした。その後の学派の分立は，もちろん理論的な相違はあるにしても，多分に政治的で，対人関係上の軋轢によるものです。学派間の闘争が精神分析の理論を深化させた面はたしかにあるのですが，いたずらに自己の理論の正当性を主張し，他を排するような姿勢——論争の負の遺産——までも引き継ぐ必要はそもそもありません。

　これは私にとって「このように精神分析を学び，それを実践の中で無理なく活かしていくことができるのか」というまさしく目を開かされるような体験といえたのですが，そもそもなぜフォナギーにこうしたことが可能であったのでしょうか。これには地理的条件と時代的条件の2つが影響しています。ここで少しメンタライゼーション理論の生みの親ピーター・フォナギーのことに触れておこうと思います。

　フォナギーは1952年ハンガリーのブダペストに生まれました。ブダペストといえばシャーンドル・フェレンツィやマイケル・バリントを生み出した町であり，メラニー・クラインが精神分析家としての人生を歩み始めた町です。いわば対象関係論の発祥の地ともいえます。ハンガリー動乱（1956年）の影響も大きかったのでしょう，その後フォナギー一家はパリに移住しましたが，ほどなくフォナギーは親の教育方針で単身英国に渡り，ロンドンで教育を受けることになりました。これは彼にとって非常につらい体験であり，調子を崩した彼はアナ・フロイトセンターで児童分析家の支援を受けることになりました。これが彼と精神分析との出会いでした（東, 2018）。

　ちなみにフロイトの娘であるアナ・フロイトは日本では一般に「アンナ・フロイト」と訳されます。外国語の発音をカタカナに移すことの正確さを競うことにどれほどの意味があるのかはわかりませんが，ネイティヴ・スピーカーが彼女の名前を発音するのを耳にすると，私には「アナ・フロイト」と聞こえます。アナ・フロイトはオーストリア生まれですから，ひょっとしてドイツ語だと「アンナ」と聞こえるのかなと思ったこともあるのですが，ド

イツ人の発音を聞いても「アナ」でした。それゆえ私は「アナ・フロイト」と書くことに統一しています。したがって本書でも，その原則を適用したいと思います。

　フォナギーに話を戻します。その後ロンドン大学で心理学を修め，神経科学の研究で学位を取った彼は，恩師であるジョセフ・サンドラーのもとで精神分析を学び，現在アナ・フロイトセンターで成人および児童の訓練分析家として活動しています。こうしてみると，ブダペスト（対象関係論）からパリ（リビドー備給論），そしてロンドン（自我心理学）へと彼の人生は見事にメンタライゼーション理論にとっての要所をめぐっていることがわかります。これをコスモポリタン（国際人）的と呼ぶか，ヴァガボンド（漂泊者）的と呼ぶかで印象はかなり変わってきますが，この経歴がメンタライゼーション理論を産んだ地理的条件となっていることはまず間違いないでしょう。

　もう一つの条件である時代的条件には，彼が精神分析家になるために要した1980〜1988年という訓練期間が関係しているように思われます。彼が訓練を受け始めて間もない1982年にアナ・フロイトが亡くなっているのです。周知のとおりアナ・フロイトはフロイトの実子であり，メラニー・クラインとの間で繰り広げられた大論争の当事者でした。

　狩野はアナの死に関して「この出来事によって少なくとも精神分析の中での学派間の対立というものは完全に終わったのです。相互乗り入れ，相互交流が頻繁に起きる，折衷派も登場する，多元論者も登場する……こういうのが許される時代になった」と述べています（狩野・妙木，2010）。おそらくフォナギーは自分の訓練中に時代がダイナミックに変わったことを肌感覚で実感し，それを心地よく真っ当なものと感じたのでしょう。彼は学派を超えて本来の精神分析を取り戻すことを試みた最初の世代といってもよく，彼にとってメンタライゼーション理論こそがそれを血肉化したものなのかもしれません。

　そのうえフォナギーは精神分析の諸概念だけでなく，心の理論などの発達心理学，脳機能画像などを用いた神経科学，直接観察などに基づく乳幼児発達研究，さらには認知哲学から得られるさまざまな知見を，メンタライゼー

ション理論を補強するために用いています。いわば「メンタライゼーション」を鍵概念にすることで，諸領域が学際的に対話することが可能となっているのです。どんなに優れた理論であってもそれ自体で完結してしまうと，そこは閉ざされたシステムとなり，発展性が失われてしまうものです。フォナギーたちがどこまで意図したのかはわかりませんが，メンタライゼーション理論はこうして外の世界に向けてチャネルを常に開いた状態にすることで，自己を進化，発展させ続けることが可能な理論になっているのです。

(3) 精神分析と愛着理論の再統合

エヴィデンスの点からも理論的豊饒さの点からも，メンタライゼーションに特別な意味を与えているのが愛着（アタッチメント）理論です。

愛着理論は精神分析家であるジョン・ボウルビィが提唱した理論です。それによると，人類には親密な感情的きずなを築こうとする普遍的要求があり，恐怖や不安にさらされたときに親密な対象の保護を求めることでみずからの生存確率を高めることができます（Bowlby, 1988）。つまり，人は子どものときは親（養育者），成人すれば恋人や伴侶，老いれば子どもというように，困ったときに現実的に頼ることのできる相手を必要とするということです。

ボウルビィ自身は最後まで自分が精神分析家であることを誇りにしていましたが，メアリー・メインやメアリー・エインズワースといった次世代の愛着理論の研究者たちが実証研究に基づく愛着システムの分類という方向へ舵を切ったため，愛着理論と精神分析との間には急激に距離ができていきました。

フォナギーは彼が専門としているBPDの精神病理を架け橋にして，精神分析と愛着理論とを再統合することに成功しました。ごく簡略化すれば，BPDの病理をこころの内側（精神分析）と外側（愛着理論）との双方向から描き出したといえるでしょう。Aという方向から光を当てたときにできる影とBの方向から光を当てたときにできる影とを重ね合わせると，もとの姿をまったく留めないグロテスクな何物かになってしまうことも多いものです。しかし，フォナギーの描いた2枚の絵は重ね合わせることによって従来以上

にBPDを立体的に描き出すことができたのです。

　ボウルビィが愛着理論を構築し始めたのは1952年といわれています（Holms, 1993）。フォナギーという人物を得たことによって，誕生からおよそ50年という長きにわたる反目と無関心の時期を乗り越え，精神分析と愛着理論という同胞二者が和解したといえるでしょう。

　実はこの10年ほど愛着理論はちょっとした流行になっています。それも研究のためというよりも，臨床アプローチのための理論的基盤として，従来とは違った形で脚光を浴びているのです。おそらくエヴィデンスとの親和性の高さが，いまの時代とうまく適合していると考えられます。

　メンタライゼーション理論もその嚆矢といえるでしょう。私自身は決して愛着理論の専門家ではないのですが，メンタライゼーションと並行して学んでいく過程で，たしかに一定の説得力をもった理論であるという思いを強くしていきました。とはいえ，これだけ愛着理論が流行ってしまうと，MBTも普遍的な治療アプローチではなく「愛着理論の流行」という時代の制約を受けた限定的なアプローチと見なされてしまう危険性がなくもないので，そこは多少危惧するところでもあるのですが，医学教育の中でほとんど愛着理論に触れてこなかった私にとって，これを知れたことも大きな収穫といえました。

　おわりに

　本章では，メンタライゼーションが日本に導入される過程で私がどのようにこれを認識し，学んでいったかということを振り返ってみました。次章では，翻訳グループの一メンバーに過ぎなかった私が，なぜさらにメンタライゼーションに深くかかわることになっていったのかについて，自身の臨床経験に沿いながら解説していこうと思います。

第3章

なぜメンタライゼーションか
個人的体験

はじめに

　前章はメンタライゼーション理論がどのような形で日本に導入され，それに私がどうかかわってきたのかについて述べてみました。ただし，その大きな流れをある種の歴史として提示しただけでは，他ならぬ私がなぜ，本書を執筆するに至るほどメンタライゼーションの理論と臨床に惹かれ，真剣に取り組むようになったかを理解してもらうことは難しいかもしれません。

　このことには私が精神科医になって数年目からもち続けている，とある問題意識が関係しています。本章では，そのことについて書いてみようと思います。ただし，そのためにはどうしてもあるケースについて触れないわけにはいきません。この治療はもうずいぶん以前に終わっていて，発表することへの同意をその当時に本人から得ています。とはいえ，個人情報保護の観点から，くわしくは記せない部分や，やりとりの本質を損ねない程度に変更を加えてある部分があることはあらかじめ断っておきます。

あるケースとの出会い

　私がそのケースと出会ったのは，精神科医になって数年目の，とある病院でのことでした。当時の私は，すでに精神分析に関心をもち，それに関するテキストを少しずつ読み始めてはいたものの，まだきちんとした訓練を受け

るには至っていませんでした。

　そのような状況で，ある日，私は新しいケースを受けもつことになりました。自分の身体に関して，ある妄想的確信を抱いている女性でした。彼女は，自身のその問題は物理的治療によってしか解決しないと信じていました。したがって当初，彼女は，物理的治療を求めていくつかの病院に相談に赴いていました。しかし，そのようなことを繰り返しているうちに，妄想に基づくこだわりは強度を増していき，ついに彼女はそのことを気にするあまり，外を出歩くことも難しくなってしまいました。こうして彼女は，家族に連れられて当時私の勤めていた病院にやってきたのでした。

　実際に会って話をしてみても，彼女のこだわりは単なる思い込みを超えた確信であり，妄想と呼ばざるをえないものでした。ただし，それが一次妄想なのか，二次妄想なのかは，判断が難しいところがありました。一次妄想とは，妄想知覚（「カラスが3回鳴いたので，明日自分はキリストに生まれ変わる」など）が代表例ですが，いくら当人の話を聞いても，その人がなぜそのような妄想をもつのかが了解不可能な妄想のことをいいます。一方で，二次妄想とは，たとえばうつ病患者の貧困妄想（「ウチは貧乏だから入院なんてしたら破産してしまう」など）や心気妄想（「不治の病にかかっていて治らない」など）のように，当人の病気の状態や置かれた状況からその人がそのような妄想を抱くに至った理由が了解可能な妄想のことをいいます。患者の妄想が一次妄想なのか二次妄想なのか仕分けをすることはきわめて重要です。というのも，一次妄想であるということは，その患者が統合失調症圏の障害を抱えているとかなり強く示唆することになるためです。

　私は，彼女との面談を重ね，先輩医師とも相談した末，彼女の話には彼女なりの筋が通っており了解可能である，すなわち彼女の妄想は一次妄想ではない，という判断に至りました。もちろん妄想は確固としてあるので，それに対する薬物療法を実施するものの，そもそも彼女に現状の行きづまりをもたらしているある種の実存的な苦しみは薬物療法で解消しえないことも明らかでした。私は処方薬を調整しつつ，面接もしっかり行い，精神療法的にも彼女を支援していくことにしたのです。

ここで付言しておきたいのですが，私は「薬物療法だけでは改善しないであろう」という消極的な理由で精神療法的接近を選択したわけではありません。彼女が知的な面でとても高い水準にあり，物事を考える力を有していること，意識的には物理的治療手段しかないと述べつつも実際にはそうした物理的手段をとらず精神科に心理的な支援を求めてきていること，二次妄想が慢性化していないこの時期であれば適切な介入で寛解が期待しうることなど複数の要因が，彼女が精神療法の積極的な適応である可能性を示唆していました。また，私のこの方針を支持してくれる先輩医師の存在も非常に大きかったといえます。

治療の展開と膠着

　この時点で彼女にとっても治療者にとっても幸運だったのは，彼女が物理的治療手段に訴える前に私たちの前に現れてくれたということでした。もっとも彼女の側にはとくにそういう意識はなかったと思うので，私たち治療者にとってより幸運であったというべきなのかもしれないのですが。というのも，彼女の苦悩の根本は別のところにあるので，彼女が物理的治療を受けてみてもその結果に満足できるとは思えない，というのが治療者側の見立てでしたし，むしろ一度でもその治療手段を用いてしまったのなら，結果に満足できない彼女は延々とその治療を繰り返していくことになる可能性が高いと考えられたためです。

　目の前の患者がそうした無間地獄とでもいうべき苦境に陥る事態は避けたいと私は強く願いましたし，そのためにはとにかく彼女がその治療手段に頼ることのないようにすることが肝要であると思われました。

　そうすると次に考えるのは，そのためにどうするか，ということです。とはいえ精神科医になって数年目の私にはまだしたる技法も身についていませんでした。私は自分にできることとして，時間を決めた面接枠を設定し，彼女の成育史や生活史を辿り直しては，彼女の実存的な苦悩を解決はできないまでも，そこに2人が共有できる一つの物語を紡ぎ出そうとしました。も

ちろん，こうした話し合いをしている最中にも，彼女の関心は結局のところ物理的治療手段によって物事を魔術的に解決するしかないという方向に向かってしまうので，この作業は押し問答的になってしまうことも多く，決して容易とはいいがたいものでした。

　彼女と治療的かかわりをもつようになってある程度の段階で，私の側には彼女を現況に至らしめたストーリーに思い当たるところがありました。それは彼女との面談を積み重ねるうちに，微修正されつつも私の中でより明確な形をとっていきました。彼女に変化をもたらすには，彼女自身にもこのストーリーに気づいてほしいと私は思いました。しかし彼女の具象的な変化を求める姿勢は早々には変わる気配をみせませんでした。おそらくいまよりもずっと堪え性がなかったのでしょう。徐々に痺れを切らし始めていた私は彼女に対して，彼女の抱えている問題の本質は彼女の気にしている点ではなく，むしろ私が気になっていることのほうなのではないか，とある種の明確化を行いました。

　この明確化の影響は絶大というか甚大なものでした。彼女は，私の明確化のせいで，これまで彼女としてはほとんど気にしていなかったことが彼女にとっての大問題であるということに気づかされた，と述べ，そのようなことに気づかせた私の責任は重大であり，私がその責任を負うべきであると主張し始めたのです。そして，責任を負うとはどういうことかといえば，私が彼女と交際することなのでした。

　こうして面接の場は，それまでの「物理的治療を実行する・しない」の押し問答的なやりとりから，2人が「交際する・しない」の押し問答という別の修羅場へと姿を変えてしまいました。彼女がこの交際要求をし始めたのは，治療を開始して2ヵ月から3ヵ月が経過した頃でしたが，この訴えが出現したのと同時に初診時に訴えていた妄想的確信はすっかり姿を消してしまいました（このことからも彼女の妄想が統合失調症圏の障害による一次妄想とは本質的に異なるものであることがわかります）。彼女は，このようになった自分の状態をみずから「先生神経症」と称しました。このときに起こっていた事態は，精神分析の言葉で「転移神経症」といわれているものだったので，彼女

のこの「先生神経症」という表現はまさにピッタリの表現といえました（念のために記しておくのですが，彼女は事前に精神分析の知識を有していたわけではありません。独力でこのような表現に辿り着けるところに彼女のある種の能力の高さが示されています。ちなみに「転移」という言葉についてはこのあとすぐに説明します）。ともあれ，治療は非常に緊迫した膠着へと陥ることになったのです。

膠着を脱するまで

ここからの約半年間は2人にとって非常に厳しい期間でした。私もつらかったのですが，彼女は本当につらく苦しい時期を過ごしたことと思います。彼女がこの間の治療をドロップアウトすることなく私とともに歩み続けてくれたことに，振り返るたび，私はこころから感謝せざるをえません。

私は精神科医として，彼女の症状を和らげ（できれば取り去り），彼女が自身の抱える実存的苦悩に持ち堪えられるようになることを手助けしたいと思っていましたが，当然，彼女と交際するつもりはありませんでした。

一方で彼女は，自分がこれほどまでに私との交際を望んでいるのに私がそれに応じないということがまったく納得できないようでした。彼女は面接にやってくるたび，私との交際を求め，私に断られると憤慨し，ときには暴れました。私は，ふとした拍子に彼女が死んでしまうのではないかという心配を拭いきれませんでしたし，彼女もひたすら私に断られ続けてそれでも交際要求を止められないことに憔悴しきっていました。

もちろん，当時の私がいかに若輩であったとはいえ，私の魅力ゆえに彼女が私に入れ揚げていると思うほど私は純朴ではありませんでした。これが精神分析でいう転移，とりわけ陽性転移と呼ばれるものであることは当然認識していました。知らない人がいるかもしれないので簡単に解説しておくと，転移というのは，患者が幼少期に経験した，重要な人物，とくに両親に対する感情，思考，態度が，現在の治療者－患者関係の中にもちこまれ反復・再演される現象を指します。そして，それが治療者への陽性の（肯定的な）関

係性としてもちこまれる場合を陽性転移，治療者への陰性の（否定的な）関係性としてもちこまれる場合を陰性転移と呼びます。フロイト（Freud, 1912）は，意識可能な陽性転移（友愛や情愛）は患者の自由な連想を促し治療を前進させ，無意識の陽性転移（性愛）や陰性転移（敵意）は患者の想起を妨害し治療を妨げると位置づけました。それに従うと，彼女の転移は転移性恋愛とか性愛転移と呼ばれるものであり，治療にとってマイナスとなるものということになるし，実際に治療は相当な暗礁に乗り上げていました（補足しておくと，近年の精神分析では性愛転移をフロイトがいうような「無意識の陽性転移」ではなく「陰性転移」とみなす考えが優勢です）。

　困り果てた私は，彼女から交際を求められるたびに，彼女の私に対する愛情は転移と呼ばれるもので，過去の誰かに向けられたものであり，本当に私に対して向けられた愛情ではない，ということを説明していました。こうした説明を繰り返していれば，いつの日か彼女も納得して受け入れてくれるのではないかと期待していたのです。しかし，彼女は私の説明を受け入れることはありませんでした。むしろ私がそうした説明をすると彼女は激しく怒りました。恥ずかしい話なのですが，当時の私は，向けられた転移を自分自身の魅力であると受け取るほど純朴ではなかったものの，人の感情を言葉による説明で変えられると思ってしまう程度には単純だったのです。

　繰り返しになりますが，この間は彼女にとっても厳しい面接が続いたのと同時に，私にとっても非常に困難な日々でした。私は，毎週，面接の2日前くらいになると書架からおもむろにフロイトの著作を取り出し「転移性恋愛についての観察」（Freud, 1915）に目を通すようになりました。職場の信頼できる先輩医師等に時折相談に乗ってもらってはいたものの，私としてはより内的な拠りどころのようなものが欲しかったのでしょう。それこそ何回読んだかわかりません。フロイトのテキストを読むたびタイトル横に読んだ日付をメモしておくという現在の方法を当時の私が実践していなかったのが残念なのですが，20回は超えないかもしれないものの10本の指では到底納まりきらないだけ目を通していました（ちなみにフロイトの著作を読むたび，読んだ日付をメモしておくというのは，松木邦裕先生から教えていただいた方法で，

精神分析を学びたいと思っている人には非常にお薦めの勉強法です）。

　そのようにフロイトとにらめっこを続けていたある日，それまであまり注意を向けていなかった一文が私の眼に飛び込んできました。この論考の冒頭から約7割を使ってフロイトは，転移性恋愛が抵抗として作用し，いかに治療の進行を妨げるかを説くと同時に，患者の愛情を真に受けて勘違いをすることのないようにと強く治療者を戒めています。ところが最後の3割ほどのところでフロイトは，急に彼の論調を変更するのです。フロイトは読者にこう問いかけます。

　　しかしながらここで私は，こうした議論を批判的な目で検討し，患者にそのように提示するときに本当に私たちは真実を語っているのか，それとも苦し紛れに隠蔽や歪曲という手段に訴えてはいないかという疑問を提起したいと思う。言い換えればこうである。分析治療において顕在化する恋愛状態が現実のものではないということは真実だと言えるのだろうか（Freud, 1915）。

　そしてフロイトは，この問いにみずから「抵抗だからといって，この現象が本物ではないと立証されるわけでもない」と答えます。つまりフロイトは転移性のものであるからといって患者が示す愛情が偽物であるということにはならないといっているのです。この一文が私にもたらした情緒的衝撃は並大抵のものではありませんでした。私はみずからを深く恥じました。この半年間にわたって私は彼女に「あなたが私に抱いている愛情は仮初めのものに過ぎず，本物ではない」といい続けてきたということになります。これが彼女に対する侮辱でなくて，いったい何であるというのでしょうか。

　次の面接時に，私は彼女の心情を理解し損ねていたみずからの不明を詫び，彼女に頭を下げました。そして彼女の私への愛情は真実のものなのだろうが，それでも私は彼女と交際することはないということを伝えました。もちろん，これですぐに彼女の転移性恋愛が解消されたわけではないのですが，この面接を機に彼女の激しい行動化は落ち着いていきました。それは劇的としかい

いようのない変化でした。その後しばらくして彼女と私とは，通常の外来診療から正式な精神分析的精神療法へと治療の場を移していくことになったのです。

反省点とそれでもなお残る疑問

　このケースを振り返ったとき，反省点はいろいろと挙げられます。構造的なことをいえば，スーパーヴィジョンの問題があるでしょう。今回提示した部分は通常の精神科診療として行われていたもので，決して精神分析的精神療法の設定下で行われたものではありませんでした。とはいえ，このような難しいケースの診療に際しては，やはり定期的なスーパーヴィジョンを受けるべきであったと思います。ただこれに関しては，当時の私が所属していた治療文化にそうした発想がなかったので，ある意味やむをえない面もありました。

　より実際的な問題点，すなわち彼女にこのような激しい性愛転移を起こさせてしまった要因としては，私が採用した技法の拙さがあったと考えられます。思い返せば，私は一貫して彼女を説得しようとしていました。治療の前半において，私は彼女に一度でも物理的治療手段をとられてしまったらすべてが水の泡になると思っていたので，物理的治療手段には意味がなく，彼女の問題はそれでは解決しないということをひたすら説得しようとしていました。したがって私たちの話し合いはどうしてもディベートのような形になりがちでした。つまり彼女の意見に私が反論し，彼女を打ち負かそうとするような構造になっていたのです。このようなやりとりを続けていると，2人の間にはどうしても勝ち負けとまではいわないにしても，ある種の上下関係が生まれてきてしまいます。

　そもそも患者が何らかの困りごとゆえに援助を求めて医療機関を訪れるという時点で，すでに患者と治療者との間には援助を受けるものと援助を提供するものというある種のヒエラルキーが自然発生的に生じています。そこに私が技法的に作り出してしまった関係性が重なることで，私たちの間により

明確な上下関係ができあがり，彼女をどんどん依存的にしていってしまったのでしょう。治療の後半においても，交際する・しないのやりとりがある種の論争と化してしまい，話題が異なっても結局同じような上下関係を供給し続けることになっていたため，事態はなかなか改善しなかったと考えられます。

　付け加えれば，他に方法を思いつかなかったとはいえ，当時の私がこうした説得に訴えようとしたのには「きっと説得できるに違いない」という初学者ゆえの万能感も多分に関係していたように思います。こうした治療者の万能感が患者の依存心を引き出してしまうことは想像に難くありません。

　このように考え出すと問題点がいろいろとみえてきます。では，どうすればよかったのでしょうか。このとき以来，私は彼女をこのような状態，すなわちバリント（Balint, 1968）がいうところの「悪性の退行」に陥らせることなくかかわる方策について常に思考をめぐらせてきました。そして，その時々で「いまの自分が初診で彼女と出会ったらどうするのか」ということを考え続けてきました。これが冒頭で述べた，私の長年の問題意識です。

　まず確実なこととして，あのように彼女を説き伏せるようなアプローチはとらないでしょう。ただ，どうでしょうか。そもそもある時期から私の保険医としての業務は週数時間の外来診療だけになっています。一人の患者に割ける時間はせいぜい10 ～ 15分しかありません。そうすると彼女は，実際に物理的治療手段に走ってしまい，私の治療には途中で来なくなっていたような気がします。彼女は私に依存こそしなかったでしょうが，それはまた彼女が私のもとへ通うことに意義を見出せないということをも意味したのではないでしょうか。

　安定して通ってきてもらえないことには，そもそも有効な支援を提供できるはずもありません。かといって私のメインの臨床の場である精神分析設定の個人オフィスに連れてこようにも，治療関係ができていない状態でいくら誘ってみたところで彼女は高額な面接費を払ってまで通ってみようとは思わなかったでしょう。結局，若さに任せて突っ走ったあの当時以上のことが自分にできるのかという思いが長らく拭えなかったのです。

メンタライゼーションの可能性

　私がメンタライゼーションと出会ったのは，このようなときでした。メンタライゼーション理論は，私のこの積年の疑問に明解な形で説明を与えていました。まずは第1章で掲載したメンタライジング能力と覚醒水準の関係を示すグラフ（図1-2，10頁）を改めてみていただきましょう。私たちは覚醒水準が低いときも高いときも十全にメンタライズすることができません。多くの人にとって覚醒水準にもっとも影響を与える要因は対人関係，すなわち愛着システムです。私が診療においてごく表面的にしか患者とかかわろうとしなければ，患者の愛着システムは賦活されず覚醒水準も下がったまま（図1-2の左側）となります。この状態では患者のメンタライジングは低下したままであり，私と会い続けていくことに意味を見出すことができません。

　一方で，患者の覚醒水準が高すぎても患者のメンタライジング能力は低下し，患者は自分のこころや治療者である私のこころについて適切に考えることができなくなります。私たちはすでに，生存の危機につながるような脅威にさらされて覚醒水準が高まると，人はメンタライジングのスイッチを自動的に切ることを学びました。通常の対人関係でいえば，批判や攻撃を受けた場合です。逆にいえば他者から好意を向けられているとき，私たちの愛着システムは適度に賦活されて，私たちは適度なメンタライジングのもと他者と安定したかかわりを築くことができるのです。

　このことを簡潔に示したのが図3-1の上部のモデルです。ところが，そうでない人たちがいます。図3-1の下部をみてください。不安定型の愛着を有する患者の場合，他者から好意や関心を向けられたときも安心感というより「どうせこの人もまた自分の前からいなくなるのだろう」とか「この人から見捨てられたら自分は生きていけなくなるのではないか」といった不安が発動してしまいます。結果的にこの群の人たちは，他者から敵意を向けられたときだけでなく好意を示されるような状況でも，覚醒水準が高くなりすぎてメンタライジングが低下してしまうのです（図1-2の右側）。それゆえ自分や

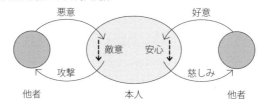

安定型愛着の人の対人関係

悪意　　　　　　好意

敵意　安心

攻撃　　　　　　慈しみ

他者　　　　本人　　　　他者

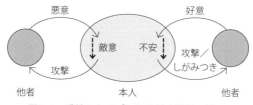

不安定型愛着の人の対人関係

悪意　　　　　　好意

敵意　不安

攻撃／
しがみつき

攻撃

他者　　　　本人　　　　他者

図3-1　愛着のタイプにみる対人関係の違い

相手の状況について心理的に考えるということができなくなり，相手にしがみつこうとしたり，執拗に好意を確認したりしてしまいます。彼女と私との間で起こっていたことは，まさにこの状況であったと考えられます。

　つまり，境界パーソナリティ障害（BPD）を中心とした対人的に難しい患者との臨床では，愛着を賦活しないと治療が続かないし，賦活しすぎても治療関係は渾沌に陥り，修羅場と化してしまうのです。メンタライゼーションに基づく治療は，このことに非常に自覚的であり，これを避けることに重点を置いたかかわり方を模索し続けた結果誕生した治療ともいえます。私は直観的に，これが私にとってまさに積年の疑問に一つの答えを与えてくれるものになるかもしれないと感じたようです。メンタライゼーションの理論と技法に通暁すれば，彼女のような患者と出会ったときに，自分も相手もこれほど苦しむことなく治療ができるかもしれない。そして，それを日本の臨床に多少なりとも還元できるかもしれない。こうした動機づけを胸に，私はメンタライゼーションの研究を続けてきたように思うのです。

おわりに

　本章では，私がメンタライゼーションの理論と臨床にここまで惹きつけられた理由を記してみました。BPD に代表されるある一群の患者と向き合ってきた臨床家の多くは，患者との距離が近くなりすぎても遠くなりすぎてもうまくいかないという経験をしてきたのではないかと思われます。メンタライゼーションは，そうした悩みを抱える臨床家にとってヒントとなりうる視点をいくつも含んでいます。それは結局，患者が安定して治療を継続できることにつながります。こうした治療を切望している人は，臨床家にも患者にもある一定の数がいるのではないでしょうか。そう信じて，ここからさらにメンタライゼーションについて論じていくことにしましょう。

第2部

メンタライゼーションに基づく治療とは何か

第4章

境界パーソナリティ障害から解離性同一性障害へ
愛着外傷という社会問題への処方箋

はじめに

　本章では社会とメンタライゼーションの関係，あるいは社会の中のメンタ
ライゼーションというものについて考えてみようと思います。いうまでもな
いことですが，ある精神療法はある時代背景の中で生まれます。1990年前
後に英国で生まれ，英国と米国（メニンガークリニック）で育ってきたメン
タライゼーションに基づく治療（MBT）が，この日本という国においてどの
ように求められ，どのように発展していく可能性があるのでしょうか。それ
はやはり日本のいまの社会状況や時代と無関係ではないのです。

日本における境界パーソナリティ障害の現状

　すでに述べてきたとおり，MBTはもともとベイトマンとフォナギーとい
う英国在住の2人の精神分析家によって，境界パーソナリティ障害（BPD）
に対する治療として開発されました。BPDとは，慢性的な空虚感に基づく
自己像や感情の変動性と，不安定で激しい対人関係を主たる特徴とする衝動
制御に困難を抱えるパーソナリティ障害です。10代後半から20歳前後にか
けて明らかになることが多く，一般人口の1〜2％が該当するといわれてい
ます。女性に多く認められる障害で，女性の患者数は男性の約3倍といわれ
ています。

米国精神医学会の診断基準であるDSM-5（American Psychiatric Association, 2013）に従うと，①見捨てられることを避けようとするなりふりかまわない努力，②不安定で激しい対人関係，③同一性の混乱（自己像の不安定さ），④複数の領域での衝動性，⑤自殺または自傷行為，⑥反応性の感情不安定性，⑦慢性的な空虚感，⑧不適切で激しい怒り，および⑨一過性の解離または精神病症状，のうち5項目以上を満たすものをいいます。

　したがってMBTを日本へ導入しようと思えば，まずは日本におけるBPDの現状を押さえておく必要があります。そして，この20年ほどを概観してみると，日本のBPDをめぐって2つの変化が生じていると考えられるのです。

　第一は，日本におけるBPD患者の減少という問題です。私は1999年に医学部を卒業し，精神科医となりました。入局した母校の精神科の入院病棟は30床にも満たない小規模なものでしたが，それでもほぼコンスタントにBPDもしくはそれらしい患者が一人は入院していました。ところが2000年代半ばくらいから，精神科の病棟でBPD患者をみかける機会が減ってきたのです。もちろん，これは私の個人的な経験の域を超えないものであり，本格的な疫学調査が行われていない本邦では，本当に実数としてのBPD患者が減少しているのかはわかりません。それでも専門家同士で世間話をしていると，この20年間，臨床現場で典型的なBPDと出会う機会が減ってきているということは共通の関心事としてしばしば話題に上ります。つまり，BPD患者の減少という現象は臨床家の肌感覚としてかなりリアルなものなのです。

　もし本当にBPDの患者と医療現場で出会う機会が減じているとしたら，私はその理由として3つの事態を考えています。

①BPD患者を一人で抱え込み，過度の内的探索を行うような臨床家が（いくつかの理由で）減ったことで，有害な治療が提供される機会が減少し，医原性のBPD（Bateman & Fonagy, 2006b）が少なくなった。

②かつてBPDの病名が与えられていた状態像に対して，自閉スペクトラム症や注意欠如・多動症（ADHD），もしくは双極II型障害といった異

なる診断名が与えられるようになった。つまり，かつてはBPDの衝動性と見なされていた症状が，自閉スペクトラム症のかんしゃくやADHDの多動性および衝動性，そして双極II型障害の易怒性および易刺激性と解されるようになった。

③日本のBPD患者が一般的な精神科外来の「5分診療」に嫌気が差してしまい，医療機関を訪れるという選択肢を選ばなくなった。すなわち，SNS（ソーシャル・ネットワーキング・サービス）の急速な進展に伴い，彼ら／彼女らはインターネット上の仮想空間や，何らかのマイノリティによるピアグループなど医療以外の領域にみずからの居場所を見出すことが可能となった。

　これらはそれぞれ，実際に患者数が減った（①），実際の患者数は減っていないが診断される患者数としては減った（②），および実際の患者数は減っていないが受診する患者数としては減った（③），とまとめることができます。そして，可能性としてはどれもありうるように思われるのです。

　第二は，日本におけるBPDの軽症化という問題です。これもまた明らかなエヴィデンスはないものの，本邦において多くの臨床家が実感していることです。たとえば白波瀬（2010）は，「たしかに，最近BPDが少なくなったという印象がある。改めて外来を見渡せば今も一定数のBPD患者はいるものの，彼らには以前のような華々しさはない。一言でいえば，彼らは大人しいのである」と述べ，BPD患者の減少とともに軽症化に触れています。

　私個人の臨床経験を振り返ってみても，病棟内の対人関係を（他の入院患者はいうに及ばず，病棟スタッフまで含めて）実に精妙に動かして病棟に大混乱をもたらすような強力な操作性を発揮したり，私たちが「自傷行為」という言葉から想像する程度を超えた重度の自損を呈したりする激しいBPD患者について見聞きしたのは，およそ2005，6年頃までで，それ以降，こうした華々しいBPD患者を目にする機会はかなり減ったように思います。もちろん，これには私自身の働く環境が変わったことの影響も考えられ，精神科救急に力を入れている病院であれば，いまも過量服薬などの自殺企図や自傷

行為を呈する激しいBPD患者を相当な頻度で受け入れているのかもしれません。とはいえ，そういう特別な環境でなければ，やはり派手な症状を呈するBPD患者を診る機会は全体的に減っているといえそうです。

不全型境界パーソナリティ障害という概念

　私はこのうち後者，すなわちBPDの軽症化という変化を受けて，不全型BPDという概念を提示してきました（池田，2012）。私がこれらの病態を「不全型」と呼ぶのは，これらの患者の病理の中心が強力な自己不全感であること，および対人的に「大人しい」これらの患者の臨床像がBPDと診断するには不完全であること，という2つの理由によります。

　もう少しくわしくみてみましょう。ここ15年ほど，私がクリニック等で出会う患者の中に，強烈な自己不全感に悩まされている若い人たちがいます。彼ら／彼女らの症状を拾い上げていくと，①自己像の不安定さ，②繰り返される自傷行為，③感情的な不安定さ，および④慢性的な空虚感という4つの特徴がほぼ共通して認められます。加えて，⑤不特定多数ではなく特定の相手（たとえば母親）に対する不適切な怒り，⑥軽度の解離症状といった症状もしばしば併せもつことが多いのです。

　これらのうち①～④は，いずれもDSM-5のBPDの診断基準に含まれるものです。しかし⑤や⑥は，DSM-5のBPDの診断基準からはわずかに外れています。DSM-5でBPDと診断されるためには，診断基準を5項目以上満たす必要があるため，これだけではBPDと診断することはできません。いうなれば，彼ら／彼女らはBPDの診断基準の境界線上にいるのです。読者にイメージしてもらいやすいよう，いくつかの臨床経験をもとにモデル化したケースを提示してみようと思います。

症　例

　ある女子大学生が，抑うつと繰り返される自傷行為を理由に私のもとを受

診してきました。彼女の幼少期，父親が仕事で多忙なため，彼女はもっぱら母親に育てられました。彼女は，その母親との折り合いが幼い頃からよくありませんでした。いうことを聞かないと，母親はしばしば彼女を叩きました。彼女が強く反抗すると，押し入れに閉じ込められたこともあったそうです。その頃からすでに彼女は生きていることに虚しさを感じるようになっていました。

　中学生のあるとき，例によって母親といさかいになった際，彼女を叩こうとしてきた母親と取っ組み合いになり，彼女が母親を圧倒的に組み伏せてしまうということが起こりました。この出来事を境に母親は彼女を叩かなくなりました。また彼女も母親に反抗することを一切しなくなりました。彼女は母親との間で嫌な思いを経験しても，それを母親にぶつけることなく，自室で手首を傷つけるようになったのです。やがて母親の件に限らず，何か嫌なことがあると自傷を繰り返すようになっていきました。

　高校生になった彼女は，SNSなどを利用して，年上の恋人を作るようになりました。彼女は自分の世話をしてくれる相手を選ぶのがとても上手でした。彼女は，彼らに自身の希死念慮を打ち明けました。最初は熱心に彼女の話を聞き，慰めてくれていた彼らも，彼女が「一緒に死んでほしい」と頼むと，彼女のもとを去っていきました。こうして見捨てられても，彼女は相手を責めることはまったくありませんでした。むしろ彼女の攻撃性は自分に向かい，自分を責めては自傷を繰り返しました。

　彼女の現在の恋人は，「一緒に死んでほしい」という彼女の言葉に初めて逃げることなく向き合い，彼女を説得して一緒に私のもとを訪れたのでした。

　このケースからもわかるとおり，私が不全型BPDと呼ぶ人々は，総体としてほぼBPDに類似した症状群を呈していながらも，ある種の対人的な喧しさを伴わないという特徴があります。攻撃性が患者本人に向かい，治療者を含めた他者に向かわないのです。そのため，この群の人々は典型的なBPD患者と比べて治療関係を維持するうえでの困難がずいぶんと少なくなります。これが多くの臨床家が感じる近年のBPD患者の「大人しさ」の正

体なのかもしれないと私は考えています。

愛着外傷への注目

さて，日本でBPDの患者数減少と軽症化が進むのと並行する形で，2000年頃から臨床場面で目にする機会が増えた疾患があります。解離性同一性障害（dissociative identity disorder：DID）です。一人の患者の中に複数の異なる同一性（パーソナリティ状態）を有するこの障害は，世間的には多重人格という表現でよく知られています。1970年代後半の米国で「解離」が再発見され，臨床家や研究者の関心が改めてこの現象に向けられるようになってきたのに伴い，この障害の報告が増え始めました。

解離による同一性の交代は，傍目にも非常に劇的であり，人々の関心を惹きつけるものでありました。そのため，映画や小説などで素材としてたびたび取り上げられるようになり，『24人のビリー・ミリガン』（Keyes, 1981）のような世界的ベストセラーも登場したのです。こうしてさまざまな媒体を通じてDIDに関する知識が普及していくにつれ，日本でも徐々にこの障害を呈する患者が現れ始めました。

DIDでは，複数存在する同一性の中に自殺企図や自傷行為を繰り返すものがあり，一見するとBPDと区別がつかないようなケースが見受けられます。それゆえ，BPDの治療を専門とする臨床家はDIDに対しても比較的親和性が高いことが多いといえましょう。私自身も，受け持ったDID患者の数はそれほど多くはないものの，一例一例が非常に印象深く記憶に残っています。面接中に自分の目の前で同一性の交代が起こった際には，改めてヒトのこころの不思議さというものを突きつけられると同時に，言葉が適切かどうか迷いますが，その華々しさに「魅了」されもしました。

BPDが臨床家にとってそれほど珍しい病態でなくなるのと軌を一にして，患者自身もどんどん「大人しく」なっていきました。そして，それに比して，臨床家にとってもまだ珍しく，非常に派手な症状を展開させるDIDの患者が増えていくという状況は，精神疾患にはたしかに「流行」があるという認

識を私に強く植えつけたものです。

　専門家でない読者はもしかしたら「まさか！　感染症でもあるまいし，精神疾患に流行り廃りなんて！」と思われるかもしれません。しかし，これは臨床的に動かしようのない事実なのです。フロイトの時代に「ヒステリー」といわれた人たちは，その時々でもっとも時代を反映した症状を選択してきました。断るまでもないことですが，これは患者たちが意識的に病気を選択して，詐病のようにそれを演じているということを意味してはいません。そうではなくて，その時代が許す範囲の中からもっとも自分の困難を反映し，なおかつ治療者の関心を呼び起こしやすいような症状を無意識的に選択することで社会に自己主張するとともに，支援を求めているのです。

　フロイトの時代には，それは立てなくなる失立，歩けなくなる失歩，声が出なくなる失声（現在の診断基準でいう転換性障害），および突然の意識消失（現在の診断基準でいう急性解離反応）などの症状でした。この「流行」は第二次大戦後しばらくまで続き，1950，60年代のハリウッド映画を観れば，娘の不品行を知った衝撃で意識を失い崩れ落ちる上流階級の母親という形でいまでもその典型例を目にすることができます。もっともフロイトの時代には10歳台，20歳台の女性患者にも頻出したこれらの症状が，この時代にはもっぱら中年女性のものとして描かれるというところに「流行」がすでにピークを過ぎたものであることが含意されているともいえるのかもしれませんが。BPDそしてDIDは，社会学的には，「ヒステリー」に代わってそうした「流行」を引き受けてきた疾患といえるのです。

　私には，このままこの傾向が進み，日本でもどんどんDIDの患者が増えていくように思われました。しかし，この「流行」はあまり長続きしなかったのです。理由は後述しますが，私の臨床感覚では2005，6年頃をピークにDID患者の受診数は減り始め，2010年になるとほとんど出会う機会のない障害になってしまいました。

　こうして時代の最先端の座を早々に譲り渡してしまった感のあるDIDなのですが，私たちはもう少しここに留まりましょう。不全型BPDを含むBPDとDIDとには症状の表現型が類似しているという以外に，もう一つ大

きな共通項があります。それは成育歴上における外傷（トラウマ）の存在です。欧米ではDID患者の9割以上が幼少期に身体的，性的な虐待などの深刻な心的外傷体験を負っているといわれており，成因として外傷が重大な役割を果たしているのです（American Psychiatric Association, 2013）。

　一方で，DSM-5には明記されてこそいないのですが，BPDにおいても幼少期に心的外傷，とくに性的虐待を経験している患者が非常に多いのです。研究にもよりますが，その割合はBPD患者の6～9割に及んでおり，他のパーソナリティ障害と比較しても圧倒的に多いといえます（Bateman & Fonagy, 2004）。とくに父親からの性的虐待と母親からのネグレクトとが組み合わさった場合，そのリスクがもっとも高くなるという指摘がなされています。

　私が不全型BPDと呼んでいる患者群でも，性的虐待や怪我をするレベルの身体的虐待を受けた例はほとんどいないものの，幼少期に養育者との間で安心できる関係性を築けていないケースが多いようです。この視点からは，不全型BPDはいわゆる複雑性トラウマ（van der Kolk, 1996）とも一部の概念を共有しています。

　ここで複雑性トラウマ，あるいは複雑性心的外傷後ストレス障害（複雑性PTSD）といわれるものについて説明しておきましょう。通常の心的外傷後ストレス障害が，交通事故，災害，あるいは不慮の性犯罪被害といった単発の外傷体験を想定しているのに対し，複雑性PTSDは，そこからの脱出が困難または不可能な出来事――たとえば拷問，奴隷制，大量虐殺キャンペーン，長期にわたる家庭内暴力，反復的な幼少期の性的または身体的虐待など――にさらされたあとに発症するものと考えられています。PTSDの診断基準をすべて満たすのは当然なのですが，複雑性PTSDに特徴的な病態として，①感情調節の困難，②自分が低劣で，無価値であるという信念と，それに伴う恥辱感や罪悪感，③人間関係の維持や親近感を抱くことの困難，といったものが挙げられます。

　幼少期に家庭内暴力や虐待にさらされることが，その子どもの愛着形成に重要な影響を与えることはいうまでもないことです。それゆえ，この3群は

愛着外傷を共通の背景にもつ近縁疾患である可能性があります。BPD，DIDそして複雑性PTSDと表面上与えられる病名が異なったとしても，これらの障害がこの20年間一貫して存在しているということは，日本でも愛着外傷に苦しんでいる人たちが常に一定数いるということを示しているともいえます。

　本章の冒頭でMBTはもともとBPDの治療法として開発されたと記しましたが，フォナギーたちはMBTがすべてのBPDに効果があるとは主張していません。彼らがMBTの対象として想定しているのは，愛着外傷に由来するタイプのBPDです。つまり，愛着関係上のつまずきのために自分で自分のこころについてしっかり考えること（メンタライジング）ができなくなっており，そのことで困難に直面している人たちのための治療法なのです。このことを敷衍すれば，MBTは単にBPDの患者だけでなく，他の2群の患者にも変化をもたらしうるということになります。そう考えれば，BPD患者がいろいろな意味で目立たなくなってきている日本でもMBTが役に立つ可能性は充分にあるといえるでしょう。

葛藤を抱えられない時代

　本章の最後に，転換性障害からBPD，そしてBPDからDIDという診断的「流行」の変遷が有する意味について考えてみたいと思います。結論をいえば，私は葛藤に対する人々の心的許容量（葛藤を受け止める力）の狭小化がこの移行を引き起こしていると考えています。

　葛藤がいつの時代にあっても私たちのこころにとって負担であることには変わりがないでしょう。何らかの形で葛藤を体験せずに済ませたいと思うのは，ある意味で当然のことです。フロイトの時代の人たちは，少なくともみずからの葛藤をみずからの中に押し留めておくだけの心的許容量がありました。自分の中に抱え込んだうえでみたくない葛藤には蓋をしようとしたのです（抑圧）。しかし強烈な葛藤は，ときに抑圧の壁を破ってこころから溢れ出してきてしまいます。それらがこころから身体の各部位へと流れ込んだ際

に生じる症状が種々の転換症状ということになります。

　1970年代に入ってくると，私たちの葛藤に対する心的許容量は微妙に少なくなりました。私たちは，自分の葛藤をとりあえず自分のものとして体験することはできるものの，それに長時間耐えるだけの力を失ってしまいました。それに伴って，私たちは葛藤を「よい」ものと「悪い」ものとに二分し（分割），「悪い」部分は身近な他者に投げ込む（投影），つまり他者のせいにしてしまうようになりました。そうすることで，私たちのこころの中は「よい」と「悪い」に引き裂かれて悩み苦しむ必要がなくなるからです。その代わり，「悪い」部分を投げ込まれた身近な他者は「悪い」対象となって私たちを迫害してくる存在になってしまう（投影同一化）ため，私たちは常に他者に怯えて過ごさねばならなくなったのです。

　そして2000年代になり，私たちの葛藤に対する耐性はさらに低くなりました。私たちはもはや自分の葛藤を自分のものとして体験することにほとんど耐えられなくなってしまいました。葛藤は「よい」も「悪い」も含めてすべて切り離されて，自分ではない誰かのものとされる（解離）ことで存在しないものとして扱われるようになりました。

　それではいったいなぜ，このような葛藤に対する脆弱性が進んでしまったのでしょう。私たちのこころが純粋に退化したからというのが一つの可能性ではあるのですが，私は必ずしもそうは考えてはいません。科学文明全般の進展により，こころに関すること以外の物理的な面において私たちがほとんど「待つ」ことがなくなった世界を生きているためだろうというのが私の推測です。いまやお金を払って買えるものはインターネットで注文すれば，翌日には手元に届いてしまいます。医学の進歩に伴い，10年前，20年前にはどうしようもなかった病気も克服することができ，美容整形の技術は私たちをいつまでも若くて美しい自分でいることを可能にしつつあります。このような時代に，なぜこころだけが以前と同じような不確かで，スッキリとしない状況に耐えなければならないのでしょうか。「こころ」に特段の関心をもっていない普通の人たちにとって，それはごく当然の疑問なのです。

　そしてこの傾向は，今日，よりいっそう進んでいます。先ほど私は，ある

理由で2005年頃をピークにDIDの患者が減り始めたと述べました。その理由とは，その時期に日本の精神医学の世界を席巻し始めた，アスペルガー症候群などの「発達障害ブーム」です。臨床家だけでなく患者もチェックリストを片手に「ADHDだ」「アスペルガー障害だ」と口にする時代がやってきました。もちろん，これらの診断基準を満たす一群の患者がいることは私も否定しません。しかし，現状の発達障害診断は明らかに過剰診断であると私は考えています。患者の対人コミュニケーションや行動上の個性を，あまりにも直線的に脳の機能障害という生物学的な要因に還元することで，私たちは患者のこころについて考える機会を失ってしまいます。表4-1に一連の移り変わりをまとめてみましたが，患者の病理をこの水準でしか考えられないと，私たちはそもそも患者のこころに葛藤を体験するためのスペースの存在を措定することができなくなるのです。

とはいえ，どれだけ科学が進んでも，私たちのこころが葛藤と無縁でいられるとは思えません。私たちは，親の望む人生を選ぶのか，自分の人生を生きるのか，という身を切られるような葛藤に身を置かなければならないときもあるし，誰かをたまらなく好きになったりすれば，相手が果たして自分のことをどう思っているのかという答えのみえない曖昧な状況に耐え続けなければいけなくなったりもします。葛藤を回避することができるなどという考えは幻想に過ぎません。表4-1をみてもわかるとおり，私たちが葛藤をうまく扱えなくなればなるほど，陥る病態は神経症から境界例を経て自閉状態へと重篤なものになっています。私が思うに，これは葛藤を回避することが私たちのこころの健康にとって本質的にまずいことであることを示しているようです。

そう考えると，私たちが幸せに生きていくために求められるのは，葛藤を回避する能力ではなく，葛藤を葛藤として体験したまま持ち堪えていくこころの能力です。W・R・ビオンは，詩人ジョン・キーツの言葉を引用して，わからないことを認め，それをそのまま持ち堪える能力を「負の能力（negative capability）」と呼びました（松木, 2009）。負の能力を涵養するうえで，問題行動直前の思考や感情——それは必然的に葛藤的である——につい

表4-1　時代による葛藤とその病理

時代	防衛機制	葛藤の扱い方	病態（診断）
1890～1960	抑圧	葛藤を自分のものとして体験し，自分の中に保持できるが，なるべくみないようにする	転換性障害急性解離反応
1970～2000	分割投影投影同一化	一時的には葛藤を自分のものと体験することはできるが，「悪い」体験をすぐに他者のせいにしてしまう	境界パーソナリティ障害
2000～2010	解離	葛藤を自分のものとして体験することに耐えきれず，すべてを自分とは無関係の主体に預けてしまう	解離性同一性障害
2010～現在	―	葛藤を体験する心的スペースがそもそも存在しない	自閉スペクトラム症

て徹底的に考え，言葉にしていってもらうというメンタライジングの技法は決定的に重要です。そう考えると，別のところ（池田，2018）にも書いたのですが，MBTというシステムは，現代を生きる葛藤なき患者群に少しでも安全な状況で葛藤と出会ってもらうための装置であるともいえましょう。そして，このことこそがいまの日本にMBTが必要とされる理由のように思われるのです。

　おわりに

　本章は，現在の日本という社会状況においてメンタライゼーション理論あるいはMBTがどのような役割を果たしうるのかという点について，愛着外傷という社会問題への処方箋という観点と，葛藤なき時代にあってそれでもなおこころの葛藤を私たちの中心課題として扱っていくためのシステムという観点からまとめました。

　次章からは，より具体的なメンタライゼーションについての解説に入っていくことにしましょう。

第**5**章

母思う，ゆえに我あり

はじめに

本章からいよいよメンタライゼーションの中味についてくわしくみていく
ことにしましょう。本章では，私たちの中にどのようにしてメンタライゼー
ション能力が生まれてくるのかについて解説したいと思います。

心理的な「私」の誕生

さて「私」はどのようにして生まれるのでしょうか。

このいきなりの問いかけに，いったい何の話をするつもりなのだろう，と
疑問を抱いた読者もいるかもしれません。これはもちろん「お母さんのお腹
から産まれてきます！」というような生物学的な答えを期待しているわけで
はありません。締切を気にしながら，それでも少しでも面白い文章にしよう
と考え，いまこの原稿を綴っている「私」。あるいは，こうしてこの本を手
に取り，この頁を開いて，いままさにこの文章を読み進めようとしている読
者であるあなたにとっての「私」。ここで取り上げているのは，そのように
考えて行動する存在としての「私」です。もう少しわかりやすくいえば，普
段，私たちが「これが自分なんだ」と思うときの自分こそが，ここで話題に
なっている「私」なのです。

これは精神分析の世界では通常「自己」と呼ばれます。ただし，メンタラ

イゼーションの世界では，より明確にするため，この「考えて，何らかの行為を成す私」のことを「行動主体的自己（agentive self）」と呼んでいます。本当は行動主体ではなく行為主体という訳にしたほうがよかったというのが私の持論なのですが，メンタライゼーション理論を日本に導入するときの私は決定権をもたない一労働者（指定された担当章をせっせと翻訳する人）に過ぎず，この訳語の決定にはかかわることができなかったので残念ながらやむをえないところがあります。

　ついでというわけではないのですが，このエージェンティヴ（agentive）という形容詞の名詞形はエージェント（agent）で，英和辞典を引けば「主体」「動作主」「行為主」などのさまざまな訳語が出てくるように，実は相当広い意味をもつ語です。おそらく，日本語で「エージェント」といったときにもっともイメージされるのは，スポーツ選手の移籍や契約更新のときに活躍する「代理人」としてのエージェントでしょう。しかし，エージェントの意味はそれに留まりません。ちょっと面白いのは「スパイ」という意味があることです。たとえば，皆が知っている００７ことジェームズ・ボンドはMI6（英国秘密情報部）のエージェントです。女王陛下の代理人という意味が含意されているのでしょう。

　このエージェントとよく似た言葉にエージェンシー（agency）があります。エージェントが人を指しているのに対して，エージェンシーは基本的に組織を指します。旅行代理店や広告代理店もエージェンシーとなるし，スポーツ選手やタレントが所属する事務所もエージェンシーです。そして，私たちのこころの中にもエージェンシーがあります。フロイトは構造論（第二局所論）で，ヒトのこころには自我，超自我，エスという３つのエージェンシーがあると仮定しました。この「エージェンシー」をどう訳すかが問題となります。素直に考えて，ここは「機関」と訳しておけばよかったのに，と私はいつも思います。「私たちのこころには，自我，超自我，エスという３つの機関があります」という文章には，読んでとくに違和感を抱くところがありません。

　ところで，このエージェンシー（agency）は英語です。フロイトがそもそ

もここをどう書いていたかというと「Instanz」というドイツ語を充てていました。そしてドイツ語からフロイトを翻訳した私たちの先達は，この「Instanz」をフロイトが法律用語から援用してきたと考えて「審級」という恐ろしく非日常的な意味のわからない訳語を充ててしまいました。その結果「対象の影が，自我という審級を……」などというおよそ内容をイメージしかねる文章がフロイトの訳本のあちこちを跳梁するようになってしまったのです。この「審級」という言葉によって，フロイトの翻訳は必要以上に堅苦しく，理解しがたいものになってしまいました。これからフロイトを学ぼうとする読者は，今後もし「審級」という用語に出会ったら，こころの中でそっと「機関」に直して読み進めてほしいと思います。そうすると，多少は読みやすくなるし，フロイトの真意も理解しやすくなるのではないでしょうか。

デカルト派との決別

　話題を戻します。問題は，この考えて行動する主体としての「私」がいつ，どのように誕生するのか，ということです。この問題に関しては，近年では神経科学からのアプローチもさかんになっていますが，歴史的には何といっても哲学が一大テーマとして扱ってきました。その中でも，近代に至るまで西洋の哲学においてこの問題の基盤となってきたのがデカルト（1596 〜 1650）の思想です。つまり「我思う，ゆえに我あり」のことです。ここでは，考える「私」（思う我）と私（我）とが同一視されています。つまり，私は自動的に「私」として，つまり考えて行為を成す主体として存在しているのです。

　もう少しわかりやすく表現するため，一回「私」という言葉を用いずに説明してみましょう。デカルト派の考えに従えば，自分というのは自動的に考えて（行為を成す）存在なのであり，考え（られ）ない自分というものはそもそも存在しないということになります。つまり，自己は必然的に行動主体的な自己なのであり，そうでない自己というものを措定すること自体がないということを意味しているのです。

フォナギーやベイトマンをはじめとする，メンタライゼーションを重視する臨床家たちは，このデカルト派の考え方に疑念を抱きました。というのも，彼らが臨床の対象にしていた境界パーソナリティ障害（BPD）を中心とした重症のパーソナリティ障害の患者たちの諸困難は，考えて行動する「私」が充分に備わっていないことにこそ由来しているように思われたためです。

　ここから彼らは，BPDの患者が呈する特徴的な症状は，自分が何を感じ何を考えているのかがわからないことに起因しており，それゆえ，その場の状況に対して適切な行動を選択することができなかったり，自分でもなぜそのようなことをしているのかわからないような行為に走ってしまったりするのではないかという理解に辿り着きました。

　たとえば，専門家の間で「見捨てられ不安」と呼ばれている現象があります。これはDSM-5（American Psychiatric Association, 2013）の診断基準にも「見捨てられることを避けようとするなりふりかまわない努力」という文言で採用されている，BPDの代表的な病理の一つです。患者は恋人や，治療者を含む自分にとっての重要な人物が自分のことを見捨てて，去って行ってしまうことを極度に恐れており，そのような状況が発生しそうになると，その相手に何としてでもしがみつこうとして，「だったら死んでやる！」と脅したり，実際に自殺未遂や自傷行為に走ったり，アルコールや薬物を大量に摂取したりします。これは一般的に，見捨てられ不安に支配された患者が行動化によって対象を「振りまわす」状況と認識されています。

　ところがフォナギーたちの理解に従えば，事態はまったく別のものになります。BPDの患者たちは，自分の前から大事な人物がいなくなってしまいそうな状況になったときに，そもそも自分が何を感じ，考えているのかがわからないのです（ついでにいえば，相手が何を感じ，考えているのかもわかっていません）。彼女たちは「あなたがどういう心算でいまの発言（振る舞い）に至ったのか私には確証がもてないけれど，あなたが私の前からいなくなってしまったら，私はとても悲しいし，寂しいし，とっても心細い。あなたがいなくなってしまったら，これから先，自分はどうやってこの世界を生き延びていけばよいのかがわからないほど不安になってしまう。だから，そばにい

て自分をサポートしてほしい」というような気持ちを自分が体験しているということがわからず，それまで自分を守っていた世界が突然音を立てて崩れていくような具象的な衝撃にさらされ，ある種の恐慌状態に陥ってしまいます。

　彼女たちは，自分が何を感じ，何を考えているかわからないという極度に自分を見失った状態からの回復の試みとして，（生命保持や安全の観点からは間違った選択であるとはいえ）あのような行動を選択しているに過ぎません。いわば自身の正気を取り戻すための決死の努力なのです。そもそも，このような状況に置かれたBPD患者は自分のことで精一杯で，とても他者を「振りまわす」余裕などありません。その点に配慮すると，彼女たちはある種の誤解のもとで「振りまわし」犯の汚名を着せられているということになります。

　ここから次のような理解が導かれるでしょう。すなわち，考えて行動する「私」というものはデカルト派が考えるように自動的に生じるものではありません。私たちが生まれてから成長していく過程のどこかで発達的に獲得していくものなのです。であるからこそ，発達上のどこかでつまずいてしまう場合もあるわけで，BPDはまさにそうした例に該当するといえます。では，いつ，どこで，どのようにこの過程は進行していくのでしょうか。それを次節でみていくことにしましょう。

「母思う，ゆえに我あり」

　フォナギーたちがこの問題を考えていくうえでは，いくつかの次元を異にする理論や事象が参照されてきました。

　第一は，公衆衛生学的あるいは社会福祉学的視点ですが，BPD患者に被虐待児／被虐待者が有意に多いという実証的なデータです。これは前章にも書いたことなので繰り返しになってしまうのですが，BPDでは幼少期に心的外傷，とくに性的虐待を経験している患者が非常に多くみられます。研究にもよりますが，その割合はBPD患者の6〜9割に及んでおり，他のパー

ソナリティ障害と比較しても圧倒的に多いのです（Bateman & Fonagy, 2004）。とくに父親からの性的虐待と母親からのネグレクトとが組み合わさった（父親がわが子に性的虐待を加えているのに対して，母親がさまざまな理由からみてみぬふりをする）場合，そのリスクがもっとも高くなるといわれています。ここからは，多くのBPD患者では幼少期に養育者との間で何事かよくないことが起きていることが示唆されます。

　第二に発達心理学の知見があります。フォナギーは，自身と同じハンガリー出身の発達心理学者であるジェルジー・ゲルゲイによる主体の発達研究（Gergely, 2002）に注目しました。そこでは自己が，身体的（物理的），社会的，目的論的，志向的および表象的という5段階の発達を遂げることが示されていました。フォナギーは，このうち目的論的な主体のありように関心をもちました。目的論的な段階とは，乳児が生後8，9ヵ月目頃から示し始める主体のありようのことです。この段階に至ると，ヒトは物事の因果関係を理解できるようになります。ただし，それはあくまでも物理的な観点からであって，心的な観点からではありません。

　前の段落を読んだ読者の戸惑っている顔が何となく浮かんできたので，もう少し具体的に説明してみたいと思います。動物を用いた嫌悪刺激の実験があります。たとえば，マウスを用いた迷路の実験で，ある場所を通過すると電気刺激が加えられるというようなものです。これを何度か繰り返すと，マウスは遠まわりをしてでも電気刺激を受ける場所を通過しないようになります。無駄な電撃を受けたくないマウスは，学習してその場所を回避するわけです。

　この実験場面を目的論的段階にある乳幼児にみせます。そして次に乳幼児の目の前で，迷路に仕込まれた電撃の装置を取り外します。そのうえで，またマウスに迷路を試させます。マウスは学習の成果を発揮して，先ほどまで電撃装置が設置されていた場所を遠まわりして回避します。このことに目的論的段階にある乳幼児は驚きを示します。電撃装置が取り外されている以上もはやマウスは遠まわりをする必要はないはずなのに，相変わらず遠まわりをしているということがなぜなのか理解できないのです。つまり彼らの因果

関係の理解は，電撃装置が取り外されたから近道を通っても大丈夫，という物理的な段階に留まっており，マウスは装置が取り外されたことを知らないので嫌な電撃を避けようと思って当該場所を避け続ける，というマウスの内面までを考慮に入れた（心的な）段階に至っていないのです。

　これが，「私のことを心配しているんだったら，面接時間を延ばしてください」とか「先生が私のことを本当に可哀相だと思っているのなら，抱きしめてくれてもいいはずです」などと（精神的なかかわりではなく）物理的な形でのケアを与えられないと納得しようとしないBPDの患者たちのありようと非常に似ていることにフォナギーは気づきました。そして，BPD患者の主体はこの部分，つまり因果関係を物理的な観点から理解するという段階から心的な観点で理解するという段階への発達の途上でつまずいているのではないかと想定したのです。

　第三が，フォナギーのもともとの出自である精神分析の知見です。とくにビオンの考えることをめぐるコンテイナー／コンテインドのモデル（Bion, 1967）やウィニコットのミラーリング・モデル（Winnicott, 1968）などの英国対象関係論の母子交流モデルと，ピエール・マルティやアンドレ・グリーンなどフランス学派が唱える，表象化されていない心的エネルギー（言葉やイメージが与えられていない内的なもの）が身体に直接的に（症状として，あるいは行為として）排出されるというリビドー備給論です。

　やたらと前置きが長くなってしまいましたが，これらの知見を総合して彼らが辿り着いた結論が「我思う，ゆえに我あり」ならぬ「母思う，ゆえに我あり」なのです。ちなみにこれは別にフォナギーたちがいっているわけではなく，あくまでも私の表現です。

心理的自己あるいは「私」の誕生

　図5-1をみていただきましょう。ある概念を獲得する以前の私たちは物事を身体で体験し，身体で表出することしかできません。その水準を表しているのが，図の左下に描かれた身体的自己です。この水準にある幼児は，たと

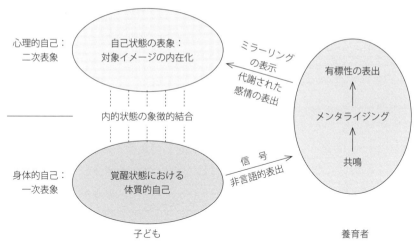

図5-1　間主観的空間と情緒の象徴化（Fonagy et al., 2002を一部変更）

えば空腹を「お腹が空いた」という言葉で表現できるありようとしては体験できません。自分の身体の真ん中あたりがギューという音を立ててうごめき出して，何ともいえない不快感がそこを中心に全身に広がり，いま一つ身体に思うような力が入らないし，頭もボーっとする，というような身体水準でこの異常を体験するのです。

　そしていまも述べたように，乳児にはまだ「空腹」という概念が身についていないので，「お腹が減ったよー」と言葉を使ってこの状況を説明することができません。したがって，乳児はこの不快に圧倒されて，泣くことしかできないのです。「泣く」という身体的な表出（非言語的表出）によって，自分が体験しているこの異常事態を外部に知らせるわけです。母親（授乳をモデルにしている都合上ここでは母親としましたが，主たる養育者が母親である必要はありません）は，乳児からの信号をキャッチ（共鳴）し，乳児が泣いている意味を考えます。「おむつが汚れちゃってるのかな」とか「どこか痛いのかな」と思いをめぐらします。さまざまな可能性を考えた母親は最終的に「この子はお腹が空いているのね」と当たりをつけます（メンタライジングする）。

次に母親は「はい，○○ちゃん，お腹空きましたねぇ。ミルクにしましょうねぇ」とか「はーい，○○ちゃん，おっぱいの時間ですよー」と乳児に語りかけながら乳房あるいは哺乳瓶を差し出します。乳児の発した身体言語（一次表象）を，母親が母親自身のメンタライゼーション能力を使うことで，私たちが社会で普通に使っている通常の言葉（二次表象）へと翻訳し，言葉として乳児へと映し返すのです（ミラーリングする）。乳児は，無事におっぱい（ミルク）にありつけると同時に，母親からの言葉も自分の裡に取り入れることになります。これが何度も繰り返されることで，やがて子どもはこの強烈な不快感を伴う身体の中心部のギュルギュルが「お腹が空いた」とか「空腹」という言葉，あるいは概念で表されるものであることを学んでいくのです。

　このときに重要となるのが有標性です。有標性とは，私たちが乳幼児と接するときに，わざとちょっとおとけたような表情や口調になったり，声の調子が普段より1オクターヴ高くなったりすることをいいます。上述の授乳の場面を想像してもらえば，乳児に語りかける母親の声の調子が普段よりも高くなっていることが容易に想像できるでしょう。これがなぜ重要なのかといえば，有標性を伴っていることによって，乳児は母親がいま母親自身について言及しているのではなく，自分について言及してくれているということを知るからです。たとえば，駆け足ができるようになったばかりの幼児はそのことが嬉しくてとこででも走りたがりますが，まだ足の運動が稚拙なので，しばしば転んでしまいます。転べば膝を擦りむいて血が滲み，泣き出すこともよくあるでしょう。そういうとき，その場にいた親はすかさず子どものそばに駆け寄ると「あー，○○ちゃん，イタイイタイしちゃったねぇ〜。びっくりしたねぇ。はーい，痛いの痛いの飛んでけー」と声をかけます。このときも，乳児は親がニコニコしながらひときわ高い声でこの話をするので，親はいま自分のこの状態について言及している，すなわちこの膝の熱感を伴うジンジンは「痛い」と表現されるものであるということを知るのです。さらにいえば，ジンジン疼いて，熱くて，赤い血が出て，ひょっとしたらこのまま死んでしまうかもしれないこの異常事態も，ニコニコしながら「痛いの痛

いの飛んでけー」といっている親をみている限り，どうやら決して自分が破滅してしまうような恐ろしい事態ではないらしい，ということも体験として知っていくことになります。

　つまり，私たちがこうした過程を経て二次表象を獲得するということは，単に言葉（概念）を使って自分のことを考えることができるようになるというだけでなく，それ以前は自分を破滅させるもののように思えた感情体験（「空腹」という言葉を獲得する以前のお腹のギュルギュル体験や，「痛い」という概念を獲得する以前の膝のジンジン熱々真っ赤っ赤体験）に圧倒されず，持ち堪えることができるようになるということをも含意しています。そして，それが可能になるのは，乳幼児がまだ自分では言葉にできない体験について，養育者が自分の代わりに考えてくれたうえで言葉にして返してくれるからなのです。これが「母思う，ゆえに我あり」ということなのです。

メンタライゼーションの発達

　こうして「私」は母親（養育者）に見出されることで誕生します。母親のメンタライジングが，乳幼児のこころを見出し，そこに言葉を与えるのです。これが繰り返されることで乳幼児は，母親からの言葉を取り入れ，自身の身体感覚に徐々に名前をつけていくことになります。このときに忘れてならないのは，私たちは母親から言葉を取り入れると同時に，母親の考える機能をも取り入れているということです（図5-2）。「空腹」という言葉を覚えることは，「自分が空腹かどうか」を考えること（メンタライジング）が可能になることでもあります。そして，自分が空腹かどうかを考えられるようになるということは，「マンマ，おっぱいー」と声を出して授乳を求めたり，たまごボーロがしまわれている戸棚をガサゴソ探ってつまみ食いをしたり，（すぐにこの段階には至らないにしても）次のゴハンの時間までジッと我慢したりするといった行為が可能になるということでもあります。これがすでに立派な行動主体的自己であることはおわかりいただけるでしょう。

　身体に支配されていた一生命体である私と，母親が見出してくれた「私」

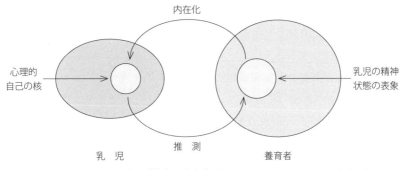

図5-2 メンタライジング能力の内在化 （Bateman & Fonagy, 2004を一部変更）

とが出会うことによって，身体とこころとがつながり，考えて行動する「私」が生まれるのです。それは，自分についてメンタライズできる「私」の誕生でもあります。こうして私たちの中にメンタライゼーションが立ち現れるのです。

　しかし，ここまでの説明ではどうしても大きな疑問が一つ残ってしまいます。というのは，私たちのメンタライジングが，取り入れられた母親のメンタライジングでできているとしたら，私たちのメンタライゼーションはどんなに上出来でも母親と同等，多くの場合は母親のそれの単なる劣化コピーとしてしか成立しないのではないか，という疑問です。もしそうであるとすれば，私たちのメンタライゼーションは世代を経るごとに劣化していって，最終的にはヒトが共同体の中で生きていくことを不可能にしてしまうかもしれません。

　ただ，この疑問に対してはそこそこ適切な答えが存在します。メンタライジング自体はおそらく私たちが進化の過程で獲得した，かなりのところ生物学的な能力であり，程度の差はあれ皆に生まれながらに備わっているものです。すなわち私たちには皆，母親とは別個の私たち固有のメンタライゼーションが存在しているといえます。

　ところが，そのままでは私たちのメンタライジング能力は活動を開始しません。蛍光灯を点灯させるためにグローランプが必要なように，私たちのメ

ンタライゼーションが活動を始めるためには外部からのきっかけが必要になります。それが母親から「私」に向けられるメンタライジングなのです。つまり，母親のメンタライゼーションは私たちに元来備わったメンタライゼーションの原盤を起動させるための鍵の役目を果たすのです。したがって，私たちのメンタライゼーションは母親（養育者）のそれの影響を非常に強く受けるものの，決して母親のメンタライゼーションのコピーにはならないのだろうと推測されるのです。

おわりに

本章では，考えて行動する主体としての「私」が誕生するさまを描くことで，それがメンタライゼーション（とくに自己に対するメンタライゼーション）の誕生の瞬間でもあることを説明しました。そして，その過程が進むためには自分をメンタライズしてくれる現実の養育者が必要となることを示しました。次章では，一部の読者が抱いたかもしれないもう一つの疑問，すなわちBPDは母原病なのか，という疑問について説明したうえで，こうしたメンタライゼーションの発達につまずいてしまったときに，どのような状況が生じるのかを具体的にみていくことにしましょう。

第**6**章

こころの原始的モード

はじめに

　前章では，子どものこころにメンタライゼーションの能力が芽生えてくる
さまを示しました。そのためには子どものこころに関心を向ける現実の養育
者が必要であるということを，母子間での授乳体験をモデルに説明しました。
そして，こうしたメンタライゼーション能力の発達の不全として境界パーソ
ナリティ障害（BPD）を描きました。この章では前章で予告したとおり，
「メンタライゼーションの発達がうまくいかないことで生じるBPDは母原病
なのか」という疑問に答えたうえで，こうしたメンタライゼーションの発達
につまずいてしまったときに，どのような状況が生じるのかを具体的にみて
いこうと思います。

境界パーソナリティ障害は母原病なのか

　母原病とは「親（とくに母親を指す場合が多い）の育て方が悪いせいで子ど
もに生じる病気」のことをいいます。母原病の歴史は，精神医学や精神分析
の負の歴史ともいえます。この言葉を聞いたときに多くの人が思い浮かべる
のは，統合失調症のダブルバインド仮説と自閉症の冷蔵庫マザー仮説でしょ
う。ごく簡単におさらいしておきたいと思います。
　ダブルバインド（二重拘束）仮説は，1956年に精神生態学者のグレゴリ

ー・ベイトソンら（Bateson et al., 1956）によって提唱されました。ダブルバインドとは，言語的メッセージと非言語的メッセージが相反する意味を伝えるようなコミュニケーションのことをいいます。たとえば，幼児が母親に抱きつくと母親は瞬間的に身を強張らせ抱きつかれている現状を心地よく思っていないという身体的（非言語的）メッセージを送ります。一方で，それを察した幼児が母親から身を離そうとすると，母親は「ギュッとしてくれないなんて，もうお母さんのことが嫌いになったのね」というような言語的メッセージを伝えるのです。このような状況に置かれた幼児は，母親に近づくことも母親から離れることもできなくなります。相反するメッセージに縛られて身動きできなくなってしまうのです。

　ダブルバインド仮説とは，このようなコミュニケーション下で育った子どもが統合失調症になりやすくなるという説で，統合失調症の発症要因の多くを親，とくに主たる養育者であることが多い母親に帰す結果につながりました。現在，統合失調症のダブルバインド仮説は否定されています。つまり，このような親のコミュニケーション様式と子どもの統合失調症の発症しやすさとの間に直接的な関連性はないのです。その点で統合失調症のダブルバインド仮説は明らかな誤りといえます。ただし，こうしたコミュニケーションに恒常的にさらされることは子どものこころの発達にさまざまな影響を及ぼすと考えられており，ダブルバインドという理論自体の価値までもがなくなったわけではありません。

　自閉症の冷蔵庫マザー仮説（Bettelhein, 1967）とは，心理学者のブルーノ・ベッテルハイムが1967年に提唱した仮説で，自閉症の成因を子に対する母親の冷淡な態度に求めたものです。この仮説は一時期，米国を中心に世界中を席巻しました。しかし，その後の知見の積み重ねで，自閉症は生得的な脳機能の障害による，かなり生物学的な病態であることが明らかになったことで，いまでは完全に否定された仮説です。

　これらの仮説が統合失調症や自閉症の子をもつ母親をどれほど苦しめたかは想像に難くないでしょう。母親たちは，自分の育て方が悪かったのではないかという自責の念と，社会や他の家族成員からの激しい非難にさらされ，

どこにも味方がいないという厳しい状況を余儀なくされました。そういう意味で，これらの母原病論の罪深さには相当なものがあります。

とくに，コミュニケーション論における理論的価値自体は保たれているダブルバインド理論とは違い，冷蔵庫マザー仮説はいまとなってはまったく評価できる点が存在しません。これを提唱したベッテルハイムが精神分析理論を基盤とした心理学者だった（精神分析家ではありません）ため，冷蔵庫マザー仮説が破綻したあとは，その反動なのでしょうが，自閉症臨床と精神分析との間には非常に深い溝ができてしまい，「自閉症に精神分析は禁忌である」という考えが米国を中心にほとんど神話化といってよいレベルで定着してしまいました。

自閉症の臨床に精神分析がどのように寄与しうるのかという点に関しては，議論の分かれるところであり，手放しで推奨できるものではありません。しかしメラニー・クラインの有名な「症例ディック」（Klein, 1930）のように，自閉症児のこころの発達に精神分析が役に立つ可能性も否定はできません。英国ではクラインのこの業績を受けて，それ以降も発達障害の問題に真摯に挑もうとする伝統が精神分析の世界に残っていますが，日本も含めた多くの国では長らくそうではありませんでした。皆に勧めるものではないにせよ，選択肢の一つとしても挙がらないという状況は，やはり両者にとって不幸なものであったといえるでしょう。

さて，話を私の危惧するところに戻すことにします。子どものメンタライゼーション能力は，自分について考えてくれる養育者のメンタライゼーション能力を取り入れることによって発達していくという前回の解説に触れて，これを「子どもがBPDになるのは親のメンタライゼーション能力が低いためである」と理解し，メンタライゼーション理論を母親批判の理論，すなわち新たな母原病仮説と受け取った読者がいるかもしれません。

この「メンタライゼーションの理論はBPDの原因として養育者を非難するものなのか」という問いに，開発者であるベイトマンとフォナギーは何度も明確に「NO」と答えています。彼らの答えを要約すれば，BPD患者のメンタライジング能力の低下は遺伝と環境との複雑な相互作用の結果によるも

のであり，メンタライジング能力の内在化のベースとなる乳幼児 – 養育者関係に混乱が生じる要因は子ども側と養育者側の双方にありうる（Bateman & Fonagy, 2006a）のであって，決して母親（養育者）にのみ帰せられるものではない，ということになります。

　これを私なりに言い直せば，メンタライジングの内在化を促す親子交流がうまくいかない要因としては，

①養育者のメンタライジング能力に生得的（発達障害／知的障害など）もしくは後天的（重度のうつ病で子どもとほとんどかかわれない，親自身がBPDであるなど）な問題がある
②子どもの側に生得的（発達障害など）もしくは後天的（身体疾患など）な他者とのかかわりづらさがある
③養育者と子どもの双方に何らかの困難がある
④養育者にも子どもにもとくに大きな問題はないが，2人の組み合わせ（相性）に問題があり交流が生じにくい

といったさまざまな事態が想定されるということを意味します。

　したがってメンタライゼーション理論には，BPDの要因を親にのみ押しつけるという意図は一切ありません。この点は誤解のないように何度でも強調しておきたいと思います。

こころの原始的モード

　ここで本章の二つ目のテーマに移りましょう。これもある意味で前章からの続きといえます。養育者とのやりとりを通じて，養育者のメンタライジング能力を自身の考える能力の核として取り込むことで，子どもの中にメンタライジング能力が育まれていくというのが前章のテーマでした。こうした過程を経て，子どもがメンタライゼーション能力を獲得するのはおおよそ5，6歳の頃と考えられています。それでは，5歳未満のメンタライゼーション

が確立する前の子どものこころはいったいどのようになっていて，世界をどのように体験しているのでしょうか。

　フォナギーとベイトマンは，メンタライゼーションの達成以前の主体のありようをプリテンド・モードと心的等価モードという2つの様式で描きました（Bateman & Fonagy, 2004）。その後，彼らはその2つに加えて目的論的モードという三つ目の様式を定義しました（Bateman & Fonagy, 2006a）。これらの3つのモードは，外の世界（外的現実）と心的状態とが適切に関連づけられていないという点で共通していますが，その形式は微妙に異なっています。順番に解説していくことにしましょう。

目的論的モード

　3つのモードの中でもっとも原始的なこころのありようと考えられているのが，最後に追加された目的論的モードです。前回，ゲルゲイらによる主体の発達研究の知見（Gergely, 2002）を引用して目的論的段階について説明しました。簡単に振り返ってみましょう。ゴールにある餌に辿り着くまでに罠が仕掛けられた迷路を進まなければいけないマウスは，やがて学習して罠が仕掛けられた場所を回避するようになります。あるとき罠を取り外したうえで同じ実験をしてみても，マウスはその事実を知らないので，いつもどおりに罠のある場所を回避します。目的論的段階にある子ども（生後8，9ヵ月〜）にこの場面をみせると，彼らは首を捻ります。罠がないのになぜマウスが遠まわりするのかが理解できないのです。この月齢の乳幼児による世界の体験様式では「罠が外れたんだから真っすぐ進めばいいのに」としか考えられないのです。

　このように物事の因果関係を物理的現実の観点からしか考えることのできない思考のありようを目的論的姿勢というのですが，この目的論的姿勢が前面に出た世界の体験様式を目的論的モードと呼びます。目的論的モードでは，内的現実（心的状態）と外的現実（物理的現実）とが地続きで一体化してしまっています。こころの中でのことと外の社会でのこととの区別が本質的にできていない，「空想＝現実」の世界です。そして，この早期の発達段階では

まだこころが充分に組織化されていないため，私たちのこころは基本的に外的現実の支配下に置かれることになります。空想と現実が力較べをすると，常に現実が勝つ世界ともいえるでしょう。したがってこのモードが優勢になると，たとえば子どもでは「欲しいおもちゃを買ってくれない（外的現実）なんて，お母さんは僕のことが好きじゃない（空想）んだ」となるし，ある一群の患者では「希望する薬を出してくれない（外的現実）なんて，先生は私のことなんてどうでもいいと思っている（空想）んだ」とか「これだけお願いしているのに面接時間を延ばしてくれない（外的現実）なんて，先生は私が死んでもいいと思っている（空想）んですね」となります。行為あるいは外的な現実が，空想すなわち内的状態を決定してしまうのです。

心的等価モード

　発達上，目的論的モードの次に出現すると考えられているのが心的等価モードです。たとえば，おばけや幽霊が出てくる怖い本を読んだり映画を観たりした子どもがその日の夜に怖くて一人で寝られなくなるとか，目を瞑らないといけないので子どもがお風呂でのシャンプーを嫌がるとかが，代表的な心的等価モードの顕れです。このとき何が起こっているのでしょうか。具体的にみていくことにしましょう。

　心的等価モードにおいても，こころ（内的現実）と外的現実とは地続きになっていて，一体化しています。その意味では，目的論的モードと同じ「空想＝外的現実」の世界を体験しているといえます。ところが，発達がこの段階まで達すると，こころがだいぶ構造化されてきます。もちろん，まだエディプス・コンプレックスには到達していないので，本当の意味でまとまったストーリーを描き出せるほどの力は獲得していないのですが，こころの内容物は質，量ともにそれなりに整ってきます。そうすると，空想と外的現実とが組み合ったときに，空想が外的現実を凌駕するという事態が生じます。空想が現実を支配下に置き，現実を塗り替えてしまうのです。

　上述の例に戻れば，おばけや幽霊が登場する物語に触れて恐怖を味わった子どもは，「私の部屋に幽霊が出たらどうしよう」と思います。これは私た

ちにとってはあくまでも空想です。とくにある年齢以上の成熟した人においては，直前の刺激（幽霊が出てくる本や映画）によって掻き立てられた，決して長続きしない，一時的な気の迷いといってよい類の空想に過ぎません。ところが，心的等価モードが前面に出ている発達段階の子どもでは，「幽霊が出る」というこの空想が現実の世界としてそのまま体験されてしまいます。空想が現実を侵食してしまうのです。

　同様に，目を瞑ってシャンプーをすることが苦手な子どもというのは，「目を瞑った瞬間にうしろで髪の毛を洗ってくれているお母さんがいなくなってしまうのではないか」とか「目を瞑った瞬間にうしろで髪の毛を洗ってくれているお母さんがおばけと入れ替わってしまうのではないか」といったようなことを空想してしまうのです。先ほどから述べているとおり，心的等価モードでは空想が現実を侵食してしまうので，子どもたちはそれを空想した瞬間にお風呂場の中でそれが現実化すると体験します。もちろん目を開けていられて鏡越しにでも自分のうしろにいる母親を確認することができれば，さすがに子どもであってもその空想を撥ねのけることができるでしょう。ところが目を瞑っていると，そうした補正がなされません。つまり，目を瞑った瞬間に母親はいなくなったり，おばけに入れ替わったりしてしまうのです。それがゆえに，こうした子どもたちはシャンプーのときに目を瞑ることを極度に恐れるのです。

　心的等価モードは臨床場面においてもしばしば見受けられます。とくにBPDの臨床場面などで顕著です。ある患者が「先生は私のことをうっとうしく思っているに違いない」と空想したとしましょう。そうするとこの空想が現実を侵食してしまうので，たとえば，面接中に治療者が足を組み替える（外的現実）のも「先生は私のことをうっとうしく思っていて，私と会っているとイライラするから，そうやって足を組み替えているのだ」ということになるし，机の上にコーヒーが置いてある（外的現実）のも「先生はうっとうしい患者である私なんかと会っているとすぐに眠くなってしまうから，眠気防止にコーヒーを飲んでいたんだ」ということになるのです。あるいは，治療者が根気よく穏やかに患者の話に耳を傾けている（外的現実）のも「先

生はうっとうしい私に少しでも早く帰ってほしいから，そうやって猫なで声で流すことで，さっさとこの面接を終わりにしようと思っている」ということになります。世界はすべて患者の空想が現実化しているものとして体験されるのです。

　もう一つ臨床での例を挙げておくと，心的外傷後ストレス障害（PTSD）患者のフラッシュバックも心的等価の顕れと見なせるでしょう。こころの中，もしくは脳裏で突然勝手に再生されるトラウマ場面の映像が現実そのものとして体験されることで，当時のままの恐怖や不安を感じ，自律神経症状を呈するのです。

　プリテンド・モード

　この3つの中では最後に出現するのがプリテンド・モードです。この概念の生みの親であるフォナギーの息子が2歳半のあるとき，庭で四つ脚の椅子を横倒しにして戦車ごっこをしていたそうです。楽しそうに戦車で何かを撃ちまくっている息子にフォナギーは「それって戦車なの，それとも椅子なの？」と問いかけました。フォナギーの息子は，突然真顔に戻ると，倒していた椅子を起こしてスタスタとその場から離れていってしまいました。

　ここでいったい，何が起こっていたのでしょう。フォナギーはこれを，この段階の子どもが空想と現実とを同時に体験することができないことによる，と考えました。子どもが5，6歳になり，もう少し発達段階が進む（すなわち，メンタライゼーションを獲得する）と，同じ質問に対して「いいから，戦車ってことにしておいてよ」と答えて，そのまま戦車ごっこを続けることができます。ところがプリテンド・モードでは，空想（戦車）を現実（椅子）に紐づけておくことができません。空想と現実とが完全に分離，もしくは遊離してしまっていて，こころの中に両者を並置しておくことができないのです。空想の中に現実の成分がわずかでも混入してくると，砂場の砂山がある高さを超えた瞬間に頂から崩れ始めるように，空想全体が崩壊してしまいます。それを防ぐためには，空想に没頭して，現実をまるまる無視するしかありません。

これは臨床場面では，解離の機制などを説明しやすくします。たとえば手首自傷を繰り返す患者では，自傷の理由として「血をみると生きている実感が湧く」とか「血が流れるのをみると気分がスッキリする」といったものがしばしば挙げられます。彼女たちが自傷によってこれらの「効果」を手にしていることは，事実なのでしょう。したがって，自傷行為はある種「よいもの」として語られることが多いのです。しかし，この「自傷はよいものである」という考えは，患者たちの抱く空想に過ぎません。現実には手首自傷には危険が伴います。手首自傷を行う患者の多くは死ぬつもりは一切なく手首を切っていますが，とはいえ「うっかり切りすぎ」てしまって命の危機に瀕してしまうことも少なくないからです。彼女たちは手首を切るとき，これが死ぬリスクを有する行為であるという現実をまるで無視して，空想上のよい側面にばかり注意を向けます。そうやって現実を無視した患者は，空想に没入することで軽い解離状態に陥っており，多くの場合，彼女たちは手首を切っても痛みを感じないのです。

　他にも，摂食障害や依存症の患者でよくみられるように，面接中には一見洞察的に思える発言をし続け，治療者に治療の進展を強く確信させるにもかかわらず，現実にはほとんど症状が変化しないという一群の患者も，こころの内と外とがあまりにも解離しており，プリテンド・モードで機能しているといえます。

こころの原始的モードからメンタライジング・モードへ

　ここまで3つの原始的モードについて説明してきました。間違えてほしくないのは，これらのモードは，時間的には「目的論的モード→心的等価モード→プリテンド・モード」という順番で出現してくるものの，決して排他的なものではないということです。つまり，心的等価モードが出現してきたら目的論的モードは二度と姿を現さないとか，プリテンド・モードに達したら目的論的モードも心的等価モードも出現しないといったものではありません。この3つはその時々で前面に出てくるモードが入れ替わりながらも併存しま

表6-1　こころの原始的モードとその特徴

こころの原始的モード	空想と現実との関係	空想と現実の優位性
目的論的モード	つながっている（空想＝現実）	現実が優位
心的等価モード	つながっている（空想＝現実）	空想が優位
プリテンド・モード	完全に遊離している	空想が優位

す。

　実際，この3モードは空想と現実とが適切な距離感をもてていないという意味で，相違点よりも共通点のほうがはるかに大きいのです。表6-1でこれらを比較していますが，目的論的モードと心的等価モードは「空想＝現実」となっている点では違いがありません。そのときに現実が空想を飲み込んで一体化するのか，空想が現実を飲み込んで一体化するのかという違いがあるに過ぎないのです。また，心的等価モードとプリテンド・モードにも同じ事象の裏表のような側面があります。どちらも空想が支配する世界であることは共通しています。ただし，心的等価モードでは空想が外向きに広がり現実を飲み込んでしまっているのに対して，プリテンド・モードでは空想がひたすら内に向かい外界との間に高い障壁を築き上げて，ある種の心的ひきこもりの状態に陥っているといえるでしょう。

　私たちがメンタライゼーションの段階に達するには，この3つのモードが統合されて，空想と現実とが適切な距離感で関連づけられるようになる必要があります。フォナギーたちの考え（Bateman & Fonagy, 2004）に従えば，この統合はウィニコットの可能性空間（Winnicott, 1971）でなされます。精神分析に馴染みのない読者のために簡単に説明しておくと，可能性空間とは，私たちが映画や音楽を楽しんでいるとき，子どもたちがおやすみ前にベッドの中で母親や父親から聞かされるおとぎ話に胸躍らせているとき，あるいは付き合い始めたばかりの恋人同士が2人の将来について語り合っているときに，私たちが存在しているどこかのことです。そこは「外的な現実の世界でも内的な空想の世界でもないどこか」であり，かつ「現実でもあり空想でもあるようなどこか」でもあります。

この空想でも現実でもない第三の空間は，現実的には養育者との遊びごころに満ちた（プレイフルな）かかわりを通して提供されます。養育者との脅かされることのない，遊びの感覚に満ちたやりとりを通して，子どもは「椅子が椅子でしかない世界」や「椅子が椅子であることを認められない世界」を抜け出し，「椅子が椅子でもあり戦車でもある世界」を楽しめるようになっていきます。空想と現実とを股にかけて，足を踏み外すことなく自由に行き来できる能力こそがメンタライゼーション能力なのです。

　もちろん一度メンタライジングの能力を獲得したからといって，それが恒常的に続くものでないことは本書を通して何度か繰り返してきたことです。私たちのメンタライジング能力は，内的，外的を問わず，さまざまな負荷により容易に機能低下を起こします。もともとのメンタライジング能力が低めの人は，少ない負荷でもすぐにメンタライジングがうまくできなくなるし，かなり安定したメンタライゼーションを獲得している人でも限度を超えた負荷にさらされれば，やはりメンタライジングは機能不全をきたします。

　そのときに前面に出てくるのが，3つの原始的モードのいずれかです。私たち臨床家は，目の前の患者がうまくメンタライズできなくなっていると感じたら，患者の現在の思考様式あるいは体験様式が3つのモードのうちのどれなのかということを見極める必要があります。そうすることで，目の前の患者への介入の仕方が変わってくるためです。このようなことを書くと，そこをくわしく知りたいという声が聞こえてきそうですが，具体的な介入法について触れるのは第3部までお待ちいただきたいと思います。

　おわりに

　本章では，メンタライゼーション理論がBPD母原病説をとるものではないことを明確化したうえで，メンタライゼーション獲得以前のこころの3つのモードについて説明しました。これらのモードは，私たちがメンタライゼーションを獲得したあとにも私たちの中に潜在し続け，私たちのメンタライジング能力が弱まったときに姿を現し，私たちの思考や体験に影響を与えるのです。

第7章

よそ者的自己(1)
その定義と誕生の経緯

はじめに

「本当におまえはダメなやつだな」

「何やってんの，アンタは。生きてる価値ないんじゃないの」

　開始早々の罵詈雑言に驚いている読者もいるかもしれません。これは私から読者の皆さんに向けた暴言ではないので，どうぞ怒って頁を閉じることのないようにお願いします。もちろん誰か特定の相手を罵倒しているわけでもありませんので，どうかそこも誤解のなきように願いたいところです。

　皆さんも人生において何かしら失敗した経験をおもちではないでしょうか。試験においてケアレスミスで大幅な減点を食らってしまった。あれほど頑張って準備を重ねていた志望校に落ちてしまった。個人スポーツで普段なら絶対負けるはずのない相手にちょっとした油断から惜敗してしまった。チームスポーツにおいて自分のミスが原因で負けてしまった。ほぼ間違いなく自分に気があると思っていた女の子（男の子）に告白したら，とんだ勘違いでまったく相手にしてもらえなかった。自分のスケジュール調整のミスで上司にも取引先にも大迷惑をかけてしまった，などなど。書いていると切りがないくらい，世の中には失敗が溢れています。

　こういうときに頭の中で冒頭のような言葉が鳴り響いたことがある人もいるのではないでしょうか。改めて確認するまでもありませんが，あくまでもこれは当人の頭の中，あるいはこころの中でのつぶやきであり，外部からの

声として体験されるもの（いわゆる幻声／幻聴）ではありません。もしそれが外部から自我違和的なものとして聞こえてくるのであれば，それは本書で主として扱っている障害群とは異なる疾患を想定しなければいけないので，また別の話となってきます。

そこの区別をしっかりとつけたうえで，今回は自分の中にありながら自分を攻撃してくる，これらの内なる攻撃者について解説したいと思います。

よそ者的自己とは

よそ者的自己とは，ベイトマンとフォナギー（Bateman & Fonagy, 2004）の定義によれば「自己の部分でありながら自己に属しているとは思われないものとして経験される」観念や感情のことをいい，「自己の部分として感じられるので，自己の一貫性の感覚や同一性の感覚を崩壊させる」ものです。

もう少しわかりやすくいえば，自己の一部でありながら，「これが自分だ」という首尾一貫性を備えたひとかたまりの私（行動主体的自己）とは独立して動きまわり，行動主体的自己（いわゆる「いつもの私」）を攻撃してくる部分のことをいいます。「自分の中の他人」とでもいうのが一番通じやすいかもしれません。

ここで重要なのが，冒頭の例でも引いたように，この「自分の中の他人」が自分のことを「おまえ」とか「アンタ」といった二人称で呼ぶという点です。同じような状況で「あー，オレってダメダメだなぁ」とか「もー，私のバカ，アホ，マヌケ。あー，ホントに大バカ」などと自分で自分を責める人はもっと大勢いるのではないかと思われますが，それとよそ者的自己とは本質的に異なっています。このように自分で自分を責める状況は，いわゆるフロイト（Freud, 1923）の構造論（エス，自我，超自我）で説明可能です。すなわち，両親からの叱責や脅し，禁止が子どもの中に取り入れられ，内在化されることで，個人の中で規範や道徳を体現する超自我と呼ばれるこころの機関が成立します。なかでも超自我の一部を構成する自我理想（Freud, 1914）は，自我に到達すべき目標を提示することで主体の劣等感を刺激（「自分な

んてまだまだだから，もっと頑張らないといけない」）し，困難な課題に立ち向かわせる機能を有していると考えられています。この課題をうまく達成できないと，超自我は「ほら，勉強しないでゲームばっかりしているから，こんなことになるんじゃないか」と叱責し，自我は「あー，この怠けグセを何とかしないとなぁ。オレってホント，ダメダメだなぁ」と自己を卑下するのです。

　この場合でも超自我に自我が叱られるというある種の内的対話が生じるのですが，これはあくまでも自分で自分を叱っているという形をとっており，自己の内的一貫性は保たれています。いや，もう少し正確にいうと，もともと超自我は自分の父親や母親の声で叱りつけてくるのですが，超自我の発達に伴ってそれは溶け込んで自分の声となっていくのです。その結果，すべては自己の中での違和感のないやりとりになります。

　ところが，よそ者的自己は自己の一部ではあるものの，この内的一貫性からは外れた存在として自己を苛んできます。なぜそのようなことが起こるのでしょうか。次節以降でそのことを説明してみます。

心理的自己の誕生——有標性と正確性

　乳幼児のこころの中でメンタライゼーションの基盤をなす心理的自己の核がどのように形成されていくのかについては，第5章でくわしく解説しました。ごく簡単におさらいしておこうと思います。

　子どもは当初，自分で自分のこころがわかりません。たとえば腹部を中心に生じる強烈な不快感が「空腹」であるということがわからないのです。それが「空腹」であることがわかるようになるためには，子どもに代わって子どものこころをメンタライズしたうえで，ミラーリングしてくれる現実の養育者が必要です。つまり「あらー，○○ちゃん，お腹空いちゃったのねぇ。じゃあ，おっぱいにしましょうね。大丈夫だよ～。すぐにお腹いっぱいになって，そうしたらまたスヤスヤおねんねできますからねぇ」というような言葉とともに現実に授乳されることで，子どもはその不快が「空腹」という言

葉（二次表象）で表現されるものであることを学んでいきます。そして，その不快が死や破滅をもたらすような破局的体験ではなく，養育者のそばにいさえすれば授乳によってのりこえられる体験であるということも身をもって知っていくのです（図5-2，66頁）。

　このときに養育者が言及しているのが養育者自身のこころの状態ではなく，自分（子ども）のこころの状態であるということを乳幼児に知らせる指標となるのが，養育者の示す有標性（わざとちょっとおどけたような表情や口調になったり，声の調子が普段より1オクターヴ高くなったりすること）であることも，そのときに記しました。

　実はこのときに大事なことがもう一つあります。それがミラーリングの正確性です。ミラーリングの正確性とは，読んで字のごとくミラーリングの内容が正確であるということを意味します。つまり，空腹で泣いている赤ちゃんに対して養育者がきちんと「お腹が空いたのね」というミラーリングを提供するということです。とはいえ，これは養育者のミラーリングが百発百中の正答率を目指すべきであるという話ではありません。実際にベイトマンらは，2008年に小寺財団MBT国際セミナーで来日した際，いわゆる「ほどよい母親」（Winnicott, 1960a）のミラーリングの正答率は3割程度であると述べていました。この意味について考えてみましょう。

　ミラーリングは正確であることが大切ではあるものの，適度に間違えることも求められているということです。食べ物を例にみてみましょう。生まれて間もない母子にとっては「ゴハン」という言葉（二次表象）が意味するものは「ミルク」以外ありえません。しかし離乳期の子どもでは，「ゴハン」は「重湯」であったり「離乳用ビスケット」であったりして，「ゴハン」という言葉（二次表象）のもつ意味が広がり始めます。つまり「ゴハン」という言葉を聞いたときに，母子で連想する内容に食い違いが生じてくるのです。これが小学生ともなれば，もう「ゴハン」が表象する内容は何十通りも存在することになります。このように一つの表象をめぐり母子間でズレが生じるからこそ，子どもは自分と母親とが別人であるということを理解できるのです。そしてこの積み重ねが，表象世界を広げ，社会観を形成していくといえ

ます。

　子どもがいくつになっても子どもの食べたいものをミラーリングによって
完璧に推察してしまう母親であった場合を考えてみましょう。つまり，子ど
もが「お腹減ったなぁ。かつ丼が食べたいなぁ」と思えば「あら，〇〇ちゃ
ん，お腹空いたのね。じゃあ今日はかつ丼にしましょうね」と応じ，子ども
が「あー，腹減った。豚の生姜焼きでたらふく白飯を喰いてぇ」と思えば
「〇〇くん，すぐご飯にするわね。ご飯をいっぱい炊いて生姜焼きを作って
あげる」という母親のことです。

　このような養育者に育てられると，子どもは「ゴハン」という言葉が意味
するものが人によって異なるということを学ぶことができません。この子ど
もがそのまま成長してしまうと，たとえば高校生になって部活動の帰りに友
人たちと軽く何か食べていこうという話になったときや，ちょっと素敵だな
と思っている異性と初めてのデートに出かけたときに，

　A「お腹空いたなぁ」
　B「そうだね。ゴハンにしよっか？」
　A「おー，いいね。そうしよう」
　B「じゃあ，何にしよっか？」
　A「はっ⁉　何言ってんの⁉　ゴハンっていったら餃子とラーメンに決ま
　　ってるよね。それ以外あるわけないじゃん」
　B「えっ⁉　なんで⁉　意味がわかんないんだけれど……」
　A「はっ？　意味がわかんないのはこっちだよ。ゴハンも通じないヤツと
　　一緒に飯が喰えるかよ！」

というような事態になってしまいます。

　一つの表象（言葉）がもつ意味は無数にあり，人によってその中味はまっ
たく異なる可能性があるということを認識し，他者と常にそのズレを確認し
合って調整するという意思をもたないと，良好な対人関係は望めません。つ
まり，この文脈で考えると，一致率の高すぎる母親は，子どもにとっては，

自他の分離を阻害し，表象世界の発達を遅らせる母親ということになります。

このように，母親がミラーリングし損なうことで，子どもは「自分のことをこれほど考えてくれている母親ですら自分の気持ちを汲み取れきれないのだから，知人や友人が自分の気持ちを理解しきれないのも当然だな。だからちゃんと言葉でコミュニケーションをとらないといけないんだな」という理解に到達していくといえるかと思います。

精神分析を多少なりとも勉強している人なら，ここからある分析家の有名なフレーズを連想するかもしれません。ウィニコットの「解釈の重要な機能は分析医の理解の限界を明示することにある」（Winnicott, 1963）という言葉です。「分析家ほど自分と多くの時間を過ごし，自分の話を聴き，自分のこころについて考え続けてきてくれた人でも自分の真意を捉え損ねるのか」というこの体験は，患者に深い失望をもたらします。しかしこの失望こそが，患者が抱く分析家との万能的な一体感に楔を打ち込むのです。これによって患者は，数百時間をともにしてきた分析家であっても，必要なことは言葉にして伝えなければ伝わりきらないことを知ります。同時にそれは，分析家にすべてを見透かされ，よいように操作されてしまうのではないかという呑み込まれる不安からの解放をも意味します。このように「自分と他者が違うことを考えている」のを知ることには，深い悲哀とともに自律の喜びが伴われているといえましょう。

ここからわかるのは，不正確なミラーリングを供した7割をその後どうフォローするかが，ミラーリングにおいて真に重要な点と考えられるということです。正確なミラーリングをし損ねることは，親子といえども他人であるということを知らせるうえで不可欠です。しかし，そのまま間違いっぱなしでは子どもは養育者が自分のことを真剣に考えてくれていると体験できません。初手で間違えたとしても最終的に正確なミラーリングを提供するなり，結果的に正確なミラーリングに辿り着けなかったとしても，子どもの気持ちを正確にわかってあげられないことを「そっかぁ，違うのか〜。お母さん，ちゃーんとわかってあげられなくてゴメンね」などと正面から取り扱うなりして，子どもの気持ちをわかろうとする姿勢を養育者が放棄していないとい

うことを示しています。そのことが大切なのです。これは精神分析において治療者が間違った解釈を供したときに示すべき姿勢とも類似しています。ウィニコットのホールディング（抱えること）（Winnicott, 1960b）の概念には，このことも含意されていると思われます。

よそ者的自己の誕生

　ここまでは普通の育児において不正確なミラーリングがなされた場合について述べてきました。ではこれが，養育者のメンタライジングの問題に由来して，不正確なというよりも歪んだミラーリングが供され続ける場合はどうなるのでしょうか。

　たとえば，近所に住む義理の親の介護で日々疲れ果て，こころに余裕がなくなっている母親は，自宅で一人，母親の帰りをいまかいまかと待っている子どもの心細さや不安をメンタライズすることができず，夫の実家からの帰宅早々自分にまとわりついてくる子どもに「なんであなたはそうやってお母さんを疲れさせるの。もうウンザリよ！」というミラーリングを供し続けることになるかもしれません。あるいは，近親姦の加害者である父親は「いいか，誘ってくるおまえが悪いんだ」というミラーリングを供しながら子どもに性的虐待を加え続けるかもしれません。

　こうした現象が恒常的あるいは反復的に繰り返されると，子どもの想いをまったく正確に反映していない養育者の考え——子どものこころに沿い随っていないという意味で「非随伴的精神状態」といいます——が，あたかも子ども自身のものであるかのように取り込まれてしまいます。

　先ほどの例に従えば，たとえば前者の場合，子どものこころに「寂しいから誰かに甘えたいな」という想いが浮かぶたびに，「なんでおまえはそうやって私を疲れさせるの！」という自分を難詰する言葉が母親のイメージとともに浮かんでくるようになります。結果的に子どもは，寂しいと思うこと，心細さから誰かに頼ろうとすることは，その相手を疲れさせる迷惑な行為であると思うようになり，その後の人生で出会う他者に寂しさを表明すること

ができなくなります。

　あるいは後者の場合，長じたその子どもがたとえば満員電車の中で痴漢被害に遭い「いやっ，やめて！」という想いが浮かぶとほぼ同時に，「おまえが誘っているから悪いんだ」という非難の言葉が下卑た笑いを浮かべる父親のイメージとともに強烈に湧き起こってくるのです。結果的にその子どもは，性的搾取の対象とされるたびに自分に落ち度があるせいだと思い，自分を責め続ける人生を送ることになります。

　このように，意図的であるか否かを問わず，子どもの真意を無視したり歪ませたりすることで，養育者の側に都合のよいように発せられたミラーリングの言葉が，自分の中に他者のまま取り込まれ，内在化されてしまった表象をよそ者的自己と呼びます（図7-1）。よそ者的自己は，その子どもの生涯にわたって特定の感情が浮かぶ（上記の例では，寂しさから誰かに頼りたくなる，性的搾取の対象にされていやだと思う）たびに，「おまえにはそんなことを思う資格はない」と自己を内側から非難し，責め苛むのです。

　前章で，養育者と乳幼児との組み合わせにより，子どものメンタライジング能力の健全な発展が阻害され，目的論的モード，心的等価モード，そしてプリテンド・モードというこころの原始的な状態が出現しやすくなるさまを描きました。そして，その原因としては親側の要素，子ども側の要素，双方に関係する要素といったさまざまな要因が考えられ，決して養育者の責を一方的に問うものではないということも説明したと思います。

　一方で今回のよそ者的自己も，養育者－乳幼児間でのメンタライジングおよびミラーリングの不正確もしくは歪曲に由来する概念ではありますが，こちらはより外傷論的な概念であるといえます。すなわち，よそ者的な自己表象を押しつけてくる養育者がいるということが前提となっている概念であって，基本的には養育者側の責を問うものといえるでしょう。養育者との愛着関係上でのさまざまな傷つきを総称して愛着外傷と呼びますが，よそ者的自己の誕生はこうした愛着外傷が子どもの側にもたらす非常に大きな影響の一つです。

　ただし，ここで強調しておきたいのは，悪い父親であるから，あるいはひ

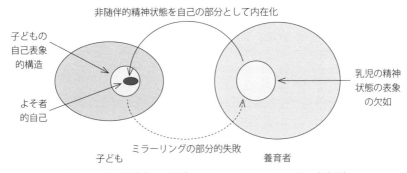

図7-1　よそ者的自己の誕生（Bateman & Fonagy, 2004を一部変更）

どい母親であるから，子どもの中によそ者的自己ができるというわけではないということです。もちろん悪辣な養育者のもとで育てば，それだけよそ者的自己も苛烈で容赦ないものになる可能性が高いという側面はあります。しかし，ほどよい母親のミラーリングの一致率が約3割であるという点からもわかるとおり，ミラーリングに失敗しない子育てなど現実的にはありえません。先ほど例に出した父親や母親のように意図的，あるいはなかば意図的に子どもを搾取したり攻撃したりしようとするかかわり方をしなくとも，子どもによそ者的自己を植えつけてしまうことは普通にありうることなのです。

　たとえば，風邪を引いて寝込んでいるときに子どもがまとわりついてこようとしたら，親は子どもに風邪をうつしたくないという一心で「ちょっと！　やめて，○○ちゃん，来ないで！」といってしまうかもしれません。あるいは，子どもが想定外に悪い成績をもって帰ってきたとき，親は無意識のうちに思わず「うわっ！　なに，これ⁉」といってしまったり，「チッ！」と舌打ちしてしまったりするかもしれません。

　こうしたことはそう頻回には繰り返されないかもしれませんが，それでも一回一回の体験が子どもにとってあまりにも強烈であると，子どもの中にはこうした言葉（態度）がよそ者的自己として取り込まれてしまう可能性は充分にありえます。前者であれば，親しい誰かに近づこうとするたびに「おまえなんか，そばに来るな！」と囁くよそ者的自己が生じうるでしょうし，後

者であれば，首尾よくいかなかったことを誰かに報告する必要が生じるたびに「チッ！　まったくおまえは……」という自己を内側からなじるよそ者的自己が生じえます。

　したがって，よそ者的自己という観点から理解すると，メンタライゼーション理論は汎外傷論――人は皆すべて何らかの外傷を被りながら育つ――に基づいているともいえます。私たちは皆，多かれ少なかれ，よそ者的自己を裡に抱えているのです。そして，その暴虐ぶりをどれだけ許すかは，よそ者的自己の苛烈さと，メンタライジング能力の強弱に依拠します。

　メンタライジングには自己をなだめる機能があります。たとえば内的状態をメンタライジングできるようになるにつれ，子どもはそれまでの圧倒的に不快で破滅の恐怖そのものであった名指しえない「それ」に「空腹」という言葉を与えることができるようになります。これは同時に，「お腹が空いたけど，もうすぐお母さんがゴハンをくれるから，それまで我慢しよう。大丈夫，大丈夫。ボク，もう我慢できるんだもん！」というように，自分で自分をなだめることで空腹を耐え凌ぐことができるようになる，ということをも意味しています。

　このようにメンタライジングには，自己を脅かす体験から自己を保護する機能があります。それゆえメンタライゼーションがある程度健全に育っていれば，私たちはよそ者的自己からの多少の攻撃は凌ぐことができるのです。しかし，メンタライゼーションが充分に発達していない場合，よそ者的自己からの些細な攻撃ですら主体にとっては非常に深刻なダメージとなってしまう可能性があります。そして，よそ者的自己があまりに過酷である場合は，私たちが充分に発達したメンタライジング能力を備えていたとしても太刀打ちできないかもしれません。もっとも，あまりに過酷なよそ者的自己が植えつけられてしまうような愛着環境では，メンタライゼーションの発達も相当に阻害されていることが推測されるのではありますが。

おわりに
　本章では，私たちの中に自分を責め苛む他者的な存在として根を張るよそ

者的自己が誕生するさまについて描きました。次章では，よそ者的自己の攻撃に耐えられないときに私たちがどのような反応を示すかを中心に説明したいと思います。

第8章

よそ者的自己(2)
内なる攻撃者

はじめに

前章では，私たちのこころの中に巣食い，内側から私たちを攻撃してくるよそ者的自己について解説しました。本章はその続きです。よそ者的自己は非常に重要な概念ですので，もう一度簡単にまとめておきましょう。

たとえば虐待的な境遇で育った子どもがいるとします。理由は空腹であれ寒さであれ何でもよいのですが，子どもが何らかの苦痛を抱えており，その解消を求めて養育者に保護を求める場面を想像してみてください。具体的には「ねぇ，お父さん，寒いよ……」とか「お母さん，お腹減った……」と助けを求める場面です。これに対してアルコール依存症で酩酊状態にある父親や，恋人とうまくいかずイライラしているシングルマザーである母親が「うるせぇ！　黙ってろ！」と怒鳴りつけるのです。

こういったやりとりが繰り返されると，助けを求める自分に罵声を浴びせる父親や母親のイメージが罵声とともに子どもの中に取り込まれてしまいます。これがよそ者的自己です。これらの子どもは，その後の人生において，困りごとが生じて誰かに助けを求めようとするたびに「うるせぇんだよ！黙ってろ！」という内なる罵声にさらされることになります。そしていつしか「他の人に助けを求めることは，他の人をウンザリさせる迷惑行為だから，やってはいけないんだ」と考え，他者に援助を求めることが悪いことであると認識してしまうようになるのです。

このときに重要なのが，よそ者的自己が自分の内側にありながら自分を常に「おまえ」とか「アンタ」などと二人称で呼ぶという点です。自分のこころの中にありながら，自分に同化されていない他者として自分を攻撃してくるというのがよそ者的自己のポイントです。本章では，よそ者的自己がもつ，こうした内なる攻撃者としての側面について詳細を検討したうえで，それが行動主体的自己（考えて行動する主体である，いわゆる「私」のこと。第5章も参照）にもたらす影響について解説します。

超自我，よそ者的自己，そして解離

　上述したようによそ者的自己は，自分の外部，すなわち他者からの取り入れによって生み出されます。そして，他者からの取り入れをもとに生じる現象にはいくつかのスペクトラム（連続体）が見受けられます。まずはそれらの異同を検討してみましょう。

(1) 超自我
　ここでは前章にも触れたことを詳述することになります。私たちが親から取り入れて内在化するものとして，最初に思い浮かぶのが超自我でしょう。超自我はフロイトが導入した第二局所論（構造論）で完成する概念で，私たちのこころを構成するエス，自我，および超自我という3つのシステムのうちの一つです（Freud, 1923）。

　ごく簡単に説明すると，エスは私たちが動物としてもっている本能欲動に由来する，私たちを生物として突き動かすエネルギーのかたまりのようなものです。「お腹が空いたから何か食べたい」とか「あの人はすごい好みのタイプだから，何とかして親しくなれないものだろうか」といった感じで，私たちの衝動を揺さぶるのがエスなのです。

　一方で，自我とはエスの突き上げと超自我からの重石（後述）との間でバランスをとって適応的な言動を選択する機関です。自我はしばしば，エスという暴れ馬を乗りこなそうとする御者に喩えられます。

超自我は，両親からの叱責や脅し，禁止が子どもの中に取り入れられ，内在化されたもので，その人の規範や道徳観の基礎を形作るものです。いままではこういう禁止をかける親はあまりいないかもしれませんが，母親が男の子に「そんなところをいじってばっかりいると，お父さんにお願いしてチョッキンしてもらいますよ！」とか，「いい加減に寝ないと，鬼さんが来てお山へ連れていかれちゃうよ！」というような言葉をかけることによって，それが子どものこころに取り入れられます。そして，子どもがふと禁止を破りたくなると「チョッキンしてもらいますよ！」とか「鬼さんに連れていかれちゃうよ！」という母親のイメージが浮かんできて，こころの重石となり，みずからを正そうとするというようなことが起こるわけです。

さて，ここまで読んだ読者は「あれっ!?」と思うのではないでしょうか。「チョッキンしてもらいますよ！」といってくる内的な禁止の声と，先ほどよそ者的自己の例として説明した「うるせぇんだよ！　黙ってろ！」という内なる罵声とはどう違うというのでしょうか。内側から自分に文句を言ってくるという点で同じものなのではないのでしょうか。

これは非常に優れた質問です。他者からの批判や攻撃にさらされることは，誰にとっても苦痛で不快な体験です。しかし，その批判が世間一般の基準からみて正当なものである場合，それを身につけない限り，何度も繰り返しその批判にさらされることになります。それが嫌なので，私たちはその批判をみずからの内に取り入れ，内在化しようとします。ところが，そうした批判を内在化すると私たちは自分を自分で内側から攻撃することになってしまうので，事はそうすんなりとは運びません。このときに生じる不安を軽減するための方策の一つとして用いられるのが，アナ・フロイト（Freud, A., 1936）によって定式化された「攻撃者との同一化」です。

私たちは攻撃者のイメージ（言動）をみずからの内に取り入れ，内在化する際にとりあえず攻撃者になりきる（同一化する）ことを選びます。たとえば，親から「ごめんなさい」をきちんと言えないことを叱責された子どもが，翌日「ごめんなさい」を言えない友だちを責め立てるというようなことが生じます。こうして，批判を内在化（「悪いことをしたらきちんと謝らないといけ

ない」と認識）しつつ，罪の意識を外在化（「悪いのは自分じゃなくてきちんと謝らない友だちだ」と想定）することで，子どもは社会規範を比較的安全に取り入れることが可能となるのです。

　ただし，この時点ではこれらの批判はいまだ他者性を帯びたままです。こうした厳しい「他者の声」を安全な「みずからの声」に変えていくためには，さらにもう一過程が必要で，それがフロイトの自我理想（Freud, 1914）という概念です。自我理想とは，批判してくる両親像ではなく愛情に満ちた父母の内在化に由来する理想の自己イメージのことです。お手伝いをして褒められた経験のある子どもは，そのときの慈愛に満ちた親イメージを取り入れ，そうした親の状態を引き出す「お母さんのお手伝いをいっぱいして，たくさん褒められるエライ自分」を理想化した自己イメージとしてこころに抱くようになります。

　実は超自我は，両親からの禁止や脅しだけでなく，自我理想からも構成されています。こうして内在化された批判者（攻撃者）の苛烈さが自我理想由来の情愛で中和されることで，内なる声は「叱られたくなかったら，ちゃんとやりなさい！」という他者の声から，「褒められるカッコいい自分でいたいから，ちゃんとやらないとね！」という自分の声へと変化していくのです。

(2) よそ者的自己

　それでは，他者からの批判や攻撃はすべて情愛的な自我理想によって中和されるのでしょうか。答えはおそらく「否」です。少し考えてみればわかると思いますが，自我理想と結合できるのは，それが正当な批判や叱責である場合に限られます。「約束したことはちゃんと守りなさい！」という叱責は「ちゃんと約束を守って『すごいね』と褒められる自分はステキだ！」という自我理想と結合することによって，「ちゃんと約束を守らないとね！」という一貫性を帯びた，穏やかな超自我になるのです。

　冒頭の例のように空腹を訴えた途端に罵声を浴びせられるというような状況は，すでに叱責でも批判でもなく，攻撃です。それは明らかに正当性を欠いた理不尽なものであり，そうした理不尽な攻撃に対しては，対になる自我

理想が存在しえません。どういうことかといえば，「お腹が空いても我慢して，お父さんに迷惑をかけない私はすごい！」というイメージは，生物としての限界を超えた非現実的なイメージであるため，短期間に限れば成立しえても長期間持続する健全な自我理想にはなりえない，ということです。はっきりいってしまえば，このイメージを自我理想としてしまった個体は空腹という現実を乗り越えられず餓死してしまうので，生物として存続できないのです。

したがって，批判や叱責を超えた「うるせぇんだよ！　黙ってろ！」という罵声のような攻撃は，攻撃者との同一化は引き起こすものの，自我理想の情愛によって中和されて超自我に組み込まれることなく，いつまでも「他者の声」のまま留め置かれることになります。

この視点から要約すると，よそ者的自己とは同一化してしまった内なる攻撃者が自我理想に紐づけられることのないまま，一貫性を帯びていない異物として自己の中に残存しているものということができるでしょう。

(3) 解離

このように超自我とよそ者的自己とには，批判者／攻撃者が自己の中に取り入れられ内在化されたものと関係しているという共通項があり，両者の相違は，自我理想を通して一貫性を有する形で自己システムの中に組み込まれている（超自我）か，一貫性をもたないまま異物として自己の中に存在する（よそ者的自己）かに拠るというところまでが明らかになりました。

逆にいえば，よそ者的自己もあくまでも異物としてではあるものの一応，自己の中に存在しているということです。実際に，よそ者的自己に苦しめられている患者たちは，これを非常によく裏づける表現をします。彼／彼女らは，たとえば「寂しいなぁ」と思ったときに「なに甘えてんだ，おまえは！ふざけんなよ！」と罵声を浴びせてくるよそ者的自己を「自分の中の誰か」とか「自分なんだけれど自分じゃない部分」などと称します。そして「どんなに自分でその部分をコントロールしようと思っていても，ちょっとしたきっかけで勝手に動き出すので自分ではどうにもできないんです」というよう

なことを述べます。彼／彼女らはよそ者的自己を，自分の中にあることは間違いないのだけれど，自分のコントロールを離れた，自動的かつ自律的な存在とみなしているのです。

　実はこれと非常によく似た物言いをする人たちがいます。解離を抱える人たちです。解離とは，記憶や意識，同一性の連続性が一時的に途切れる状態を指します。もっとも極端なものがかつては多重人格障害と呼ばれた解離性同一性障害（DID）です。これは一人の人が複数の独立した同一性——それぞれが別個の「名前」をもっていることも多い——を有していることから起こる障害です。ただ，解離の患者の多くはそこまで組織化された同一性（いわゆる「別人格」）をもっておらず，気がつくとコンビニエンスストアで大量のお菓子を買って自宅でそれらを食べまくっていたとか，知らぬ間にリストカットしていたみたいで気がついたら左前腕が血まみれになっていた，といった記憶の「穴」を訴えるケースのほうが圧倒的に多いといえます。

　彼らと診療で会っていると，「過食しないようにと思っているんですけど，気がつくと勝手に食べちゃっているから自分ではどうにもコントロールできないんです」という類の発言がしばしば認められます。このように，よそ者的自己と解離された自己とには，外側からみたら自分であるにもかかわらず自分ではコントロールできないという共通項があります。両者ともに，自分の中に他人がいるといえるのです。

　とはいえ，この2つの事象は同一のものではありません。両者の違いを簡潔に述べるなら，よそ者的自己は上述したように自分のこころの中に異物としての「自分でない部分」が存在するのに対し，解離された自己は普段の自分のこころの外に「自分でない部分」が存在していると記すことが可能なのかもしれません。いわば，よそ者的自己とは「こころの中の他人」であり，解離された自己とは「身体の中の他人」なのです（図8-1）。

　解離の機制に心的外傷が深く関係していることは改めて説明するまでもないでしょう。欧米ではDID患者の9割以上が幼少期に身体的，性的な虐待などの深刻な心的外傷体験を負っているといわれている（American Psychiatric Association, 2013）ことは，第4章でも指摘済みです。

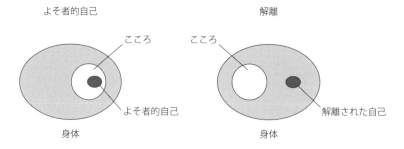

よそ者的自己　　　　　　　　　　　解離

こころ　　　　　　　　　　　　こころ

よそ者的自己

身体　　　　　　　　　　　　　　　身体

解離された自己

図8-1　よそ者的自己と解離

　幼少期の虐待が関係しているという点で，よそ者的自己と解離には共通項があります。虐待とはある意味で，こころや身体に「他者性」を暴力的な形で強制的に捻じ込まれる体験です。その結果，他者性が消化されないまま主体の中に残ることになるのですが，その残り方によってそれがよそ者的自己になるか解離された自己になるかが決まる，というのが私の仮説です。

　たとえば，継父から継続的に性的虐待を受けている子どもがいるとしましょう。虐待のたびに「いいか。おまえが誘ってくるから悪いんだぞ！」というような言葉を浴びせられ続けると，それが子どものこころの中に取り入れられます。この攻撃は，先述したように子どもの自我理想によって中和されることはないので，超自我にはなりえません。いつまでも「他者の声」として残存するのです。

　そのときに，同化はできないまでも一応こころの中に置いておける水準の体験であれば，それはよそ者的自己として存続するし，こころの中に留め置けない水準の体験であれば，それは主体のこころから切り離されて解離されます。

　その子どもが長じて，満員電車の中で痴漢にあったとしましょう。主体は「やだっ！　気持ち悪い！　やめて！」と反応します。これに対して，過去の虐待体験がよそ者的自己として残っている場合は「おまえが痴漢されるような格好をして誘っているから悪いんだ！」という内なる声に責められることになります。一方，過去の虐待体験が解離されている場合は，同一性の交

代が起こり「痴漢されるような格好をしているコイツ（主たる同一性のこと）なんか死ねばいいんだ！」と自傷行為に至ったりするのです。

　このように取り入れと内在化の成功（超自我），部分的失敗（よそ者的自己），および失敗（解離）という観点で，これらをスペクトラム化してみることには，心的外傷の臨床を考えるうえで有用性があるのではないでしょうか。

よそ者的自己の外在化──自傷，他害，および自殺

　繰り返し説明してきたように，よそ者的自己は自己の内側にありながら自己の一貫性からは外れた他者性を帯びた存在として自己を攻撃してくるものであるため，これを抱え続けておくことは主体にとって非常に苦痛な事態となります。そこから逃れるために用いられるのが，よそ者的自己の外在化といわれる機制です（図8-2）。これには，どこ／誰に外在化するかで３つのパターンがあることが知られています。

　一つ目は，よそ者的自己を自己の身体の一部に外在化するという手法です。よくある例として，自分の手首がよそ者的自己であると空想し，手首を切ることでよそ者的自己を根絶しようという試みである自傷行為が挙げられます。こう書くと「なんで自分の手首をよそ者的自己だと思い込めるんですか？そんなの無理なんじゃないですか？」という疑問を抱く読者もいるかもしれません。ここで思い出してもらいたいのが，こころの原始的モードの一つである心的等価モード（第６章参照）というこころのありようです。このモードでは「空想＝現実」，すなわち「私はいま，手首に憎きよそ者的自己を封じ込めているんだ！」という空想がそのまま現実として体験されています。したがって，手首を切ることでよそ者的自己を根絶できると体験されることになるのです。

　二つ目は，よそ者的自己を身近な他者に投げ入れることで外在化するという方法です。つまり，他者を悪者に仕立て上げることで「自分（よそ者的自己）で自分（主体としての自己）を攻撃する」という不快で苦痛な状況を

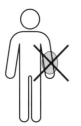

自傷

よそ者的自己を自己の
身体の一部に外在化した
うえで攻撃する

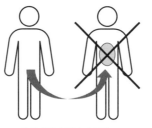

他害

よそ者的自己を身近な
他者に外在化したうえで
攻撃する

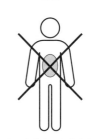

自殺

よそ者的自己を外在化
しきれない場合に
自分自身を攻撃する

図8-2　よそ者的自己の外在化

「悪い他者が自分を攻撃してくる」という状況に作り替えるのです。これは精神分析を学んでいる読者には，投影同一化（Klein, 1946）として非常によく知られた現象でもあります。そうすることで自分は純粋な犠牲者／被害者となり，悪者である他者を躊躇なく攻撃し，排除することができるようになるのです。こうして起こるのが他害です。

　たとえば父親がアルコール依存症で，酔っぱらっては母親や自分に暴力を振るうような家庭で育った女の子が，大人になってからパートナーを選ぶときに，なぜか父親とよく似た，酔っぱらうと暴力的になる相手ばかりを選択してしまうという事態があります。専門的には反復強迫とか世代間伝達という用語でよく知られている事象です。

　これもよそ者的自己の外在化という視点から考えると非常に理解しやすくなります。つまり，私たちは自分のよそ者的自己を外在化しやすい相手を身近に置きたがるということです。身近な他者によそ者的自己を投げ入れ，その似姿に仕立て上げたい場合，もともとよそ者的自己と性質の似た人を土台として選ぶほうが，作業が簡単に済みます。布を赤く染めたいのであれば，地が青の布よりも地がピンクの布を選んだほうが，作業は容易になるのです。

　三つ目が，どこか限定した場所や人物によそ者的自己を外在化することができない場合です。この場合，よそ者的自己は自分のこころの中に巣食った

ままなので，どうしてもこれを根絶あるいは排除しようと思ったなら，自分の存在を消し去ってしまうしか手段がなくなってしまいます。これが自殺です。

　いうまでもないことではありますが，自傷だけでなく他害や自殺も「よそ者的自己＝目の前の他者」あるいは「よそ者的自己＝自分」という心的等価モードで起こっています。「空想＝現実」から成る思い込みの世界です。しかし，これは同時にプリテンド・モードでもあります。たとえば手首自傷に至るとき，彼／彼女は「手首を切れば，よそ者的自己をやっつけることができる」という空想を現実として体験している（心的等価モード）一方で，「手首を切ることで，よそ者的自己ではなく自分自身が失血死してしまう可能性がある」という現実を完全に無視しています。つまり「よそ者的自己をやっつける」という空想と「失血死しかねない」という現実とが切り離されて，まったくつながりを保っていないのです（プリテンド・モード）。この2つのモードを治療という可能性空間（Winnicott, 1971）の中で上手に結合させ，メンタライジング・モードを生み出していくことが，こうした患者を相手にするときの治療の目標となります。

　治療の観点から大事なことをもう一つ述べておきましょう。メンタライゼーション理論では，このように自傷や他害，自殺を，周囲の人に対する操作や当てつけの手段としてではなく，よそ者的自己を根絶するための必死の――しかし失敗した――努力であるとみなします。周囲にさまざまな形で迷惑がかかってしまうのはあくまでも目的ではなく結果なのであって，彼／彼女らは自分を苛むよそ者的自己から何とか逃れようともがいているに過ぎないという視点は，この種の行動化を伴う患者を相手にするときの治療者にある種のこころの余裕をもたらします（第5章参照）。目の前の患者を責めたくなった際にぜひ思い出してほしい視点といえます。

おわりに

本章では，外傷的体験の取り入れと内在化という観点から，よそ者的自己を超自我や解離を含むスペクトラムの一部として描きました。そのうえで，

患者の自傷や他害，自殺といった行動におけるよそ者的自己の役割をメンタライゼーション理論から説明しました。さあ，次章からはいよいよ治療論です。

第**3**部

メンタライゼーションに基づく治療の実際

第 9 章

治療者の基本姿勢と
メンタライゼーションの不均衡への挑戦

はじめに

本書も後半戦に入ってきました。いよいよメンタライゼーションに基づく治療（MBT）の技法的側面に触れていくことにしましょう。本章では，最初に治療者の基本姿勢について説明し，次にメンタライゼーションの不均衡をさまざまな次元から取り上げ，治療的にどう介入していくかを論じていきます。

治療者の基本姿勢——not-knowing の姿勢

（1）not-knowing の翻訳問題

メンタライゼーションに焦点を当てる治療者がまず身につけるべき基本的姿勢が，not-knowing の姿勢です。この not-knowing をどう訳すかが結構難しい問題なのです。基本的にこれは「自分のこころであれ，他者のこころであれ，わかったつもりになってはいけませんよ」ということなので，私自身は当初，not-knowing stance を「わかっていない」という姿勢と日本語化していました（池田，2010a）。

その後，私は W・R・ビオンの "K" "−K（マイナス K）" そして "no K" という考え方（Bion, 1962）への関心を深めていきました。ビオンの理論を要約するなど私の能力をはるかに超えたことなので，本当にさわりに触れる

——ちなみに誤解されることが多いようですが，「話のさわり」とは話の導入部のことではなく，核心部のことです——ことしかできませんが，ある時期のビオンは，精神分析実践の本質とは「知ること（knowing）」であり，それは知的経験ではなく，情緒的経験であると考えていました。つまり，情緒を伴わない知識の習得をビオンは真の意味での理解とは見なしていなかったということになります。

その「知ること」という情緒的経験を，患者の他の情緒的経験が邪魔をします。それが「愛（Love）」と「憎しみ（Hate）」です。つまり，あるときには患者は治療者を愛することに夢中——一般的に「性愛転移」と呼ばれます——になり，自分についての真実を知ることよりも治療者に愛されることのほうがはるかに重要なところに位置づけられてしまいます。またあるときには，患者は治療者への憎しみに彩られ——一般的に「陰性転移」と呼ばれます——てしまいます。そうなると，患者は何とかして治療者に手痛い思いをさせてやろうということにばかり専心するようになり，やはり本来の目的である自分を知ることが疎かになってしまうのです。

この「知ること」「愛」そして「憎しみ」という3つの情緒的経験をビオンは，それぞれの頭文字をとって"K" "L" "H"と名づけました。そして，真実を知ることへの抵抗は，"no K"——知ろうとしないこと——や，"−K"——誤った理解でもって知っているつもりになること——という形をとって顕れるのです。

この視点から捉え直すと，ベイトマンやフォナギーがいっているnot-knowingの姿勢とは，治療者や患者が，知っているつもりになってしまって，それ以上の理解に進もうとしないという"−K"に陥ることを戒めているものであることがわかるでしょう。

ビオンによるこれらの「知ること」をめぐる議論の影響を受けて，私はある時期からnot-knowing stanceを，「知らない」という姿勢と訳すようになりました（Bateman & Fonagy, 2006a）。

一方で，ナラティヴ・セラピーでは，以前からnot-knowing stanceという言葉が用いられており，そこでは「無知の姿勢」という訳が用いられている

こともわかりました。メンタライゼーションの文脈でも，この訳し方を踏襲して「無知の姿勢」と記す流れも現れました（上地, 2015）。

　たしかにこの訳語には迷いがなく，日本語として非常にこなれています。しかしながら，私自身はこの訳を採用することにも躊躇いがあります。というのも，not-knowing という動名詞と「無知」という名詞とでは，言葉として含まれるニュアンスにあまりにも乖離があるように思えてしまうためです。「メンタライジング（mentalizing）」という動名詞表記を大切にするこの領域であるからこそ，not-knowing という動名詞表記も重視したいものです。

　結局，最近の私は，これが最善の訳ではないということを承知のうえで，再び「わかっていない」という姿勢，という表記に戻っています。

(2)「わかっていない」という姿勢とは

　「わかっていない」という姿勢のベースにあるのは，①こころとは曖昧で目にみえないものである，および②本人以上に自分のこころをわかっている人はいない，という2つの思想です。私たちには決して目の前にいる他者のこころはみえません。それは相手が，患者であっても，家族や恋人であっても同様です。そして実をいえば，私たちは自分自身のこころすら，正確にみえているわけではないのです。

　自分のこころすらみえていないとはいえ，それでも自分のこころについて一番わかっているのが本人であることは間違いないでしょう。それゆえに，私たちは問うことによって，他者のこころに何が起こっていて何が起こっていないのかを明らかにしていく作業の手伝いをするのです。私たちのこころというものはある意味で粘土のかたまりのようなもので，他者から問われることにより，その問いが鑿の一振りとなって，少しずつ像が彫られて形が明らかになっていくという側面があります。

　その際，問われるべきは，いま目の前にいる「あなた」と「私」という2人の間で何が起こっているのかではありません。お互いの行動をもとに状況を理解しようとしても，それはお互いの印象の押しつけ合いにしかならないからです。そうではなくて，「あなた」や「私」のこころの中で何が起こっ

・・・・・
ているのかが問われ，考えられる必要があります。そのために私たちは，可能な限り予断を手放し，自分と他者のこころに素朴な好奇心を示し続けることが求められるのです。

　例を挙げてみましょう。

患　者：さっきから思っていたんですが，もう今日限りここに来るのをやめようと思います。

治療者：えっ!?　突然のことで驚いています。なぜそのように思われたのか，教えていただけませんか。

患　者：だって先生，私のこと真面目に診るつもりがないじゃないですか。

治療者：あなたは私があなたのことを真剣に診ていないと思っていらっしゃるということですね。これは重要なことです。私だって自分が病気になってどこかの医者にかかることになるとすれば，私にきちんと向き合ってくれる人のところに通いたいと思うでしょうから。ただ，ここが大事なところなのですが，私にはあなたをないがしろにしていたつもりは意識的にはまったくないのです。真剣にお話を伺っているつもりでした。ですので，いったい私のどういうところからそのように思われたのかということをぜひ教えてほしいと思うのですが。

患　者：だって先生，時計ばっかりみてるじゃないですか！　私の治療なんてさっさと終わればいいと思っているんでしょ！

治療者：なるほど。私が時計ばっかりみているのは私があなたのことを真面目に診るつもりがない証拠だ，とあなたは思われたということなんですね。

患　者：だってそうでしょ！　早く終わればいいと思うから，時計をみるんでしょ!?

治療者：おっしゃることはわかりました。まずお答えできることからお答えしていきましょう。あなたが私に立腹されて「今日限りここに来るのをやめようと思います」とおっしゃった直前に，私はたし

かに時計をみていました。それは時間の確認のため，毎回いつ
　　もこれくらいのタイミングで行っていることです。しかし，それ
　　以外のタイミングで意識的に時計をみた記憶は私にはないんです。

患　者：いや，先生は……

治療者：待ってください。落ち着いて，最後まで聞いてください。そうだ
　　からといって，私が絶対に時計をみていなかったというつもりは
　　ありません。自分でも気づかないうちにみていたのかもしれませ
　　ん。あなたがそうおっしゃるのですから，きっとみていたんだろ
　　うと思います。

患　者：ほら，やっぱり……

治療者：でも，時計をみるのはあなたと向き合う気がないと私が思ってい
　　るからだということが，どうしてあなたにわかるのでしょうか。
　　私は熱心にあなたの話を聴いていたのに急に腹痛に襲われて，あ
　　と何分くらい頑張れそうか思わず時間を確認してしまったのかも
　　しれません。もしくは，あなたの話にこころ動かされて真剣に考
　　え込んでいるうちにたまたま視線が時計のほうを向いていただけ
　　で，実は時計そのものはみていなかったのかもしれません。ある
　　いは，あなたが重要な話題について話し出したので，どれくらい
　　の時間を私たちがこの話題に費やすことができるのだろうと確認
　　したくなったのかもしれません。私が時計，あるいは時計のほう
　　をみる理由はいくつでもありえるのです。

患　者：言い訳ばっかり！

治療者：これが言い訳かどうかはまたあとで考えましょう。私が興味を抱
　　いているのは，これだけたくさんの可能性がある中で，私があな
　　たを真剣に診ていないという結論にどうしてあなたが飛びついて
　　しまったのかということです。これには前回の面接のときにあな
　　たが感じていらっしゃったこと，もしくはここ数日あなたが面接
　　室の外の世界で感じておられたことが関係しているのではないか
　　と私は思っています。でも私にはそれが正しいことなのかはわか

りません。私にはあなたのこころを直接みることはできませんので。ですから，あなたに教えていただきたいのです。先週の面接で何か感じられたことがありましたか。あるいは，今日あなたはどんな気持ちでここにいらしたのでしょうか。

　ここで治療者は，2人の間で何が起こっているのかについては争う姿勢を示していないことに留意してください。すなわち，時計をみていたという治療者の行為について，それが真実かどうかを議論しようとはしていないのです。むしろ行為に関する患者の見解を受け入れてすらいます。行為そのものを話し合いの素材にすることは往々にして「やった」「やっていない」の水掛け論を生みがちで，議論が具象的な水準から脱することができなくなってしまいがちです。治療者は患者の体験をかなりの部分認めることで，そのような陥穽に嵌り込むのを周到に回避しています。そのうえで治療者は，2人のこころの中で何が起こっていたのかに患者の注意を向けようとしているのです。

　治療者は最初，治療者のこころの中で何が起こっていたのかに患者の関心を惹きつけるべく努めています。そのために治療者は，いくつもの別の視点（「代替的視座」といいます）を提示し，治療者のこころが目にみえないものである以上，患者が想定する治療者のこころ（「時計ばかりみているのは，私の治療なんてさっさと終わればいいと思っているからだ」）と，現実の治療者のこころとはイコールではないのかもしれないということを伝えています。

　そのあとで治療者は，患者自身のこころについて考えてみるように患者を促しています。すなわち，いくつもの意味づけが可能である治療者の行為（時計をみる）に唯一の理解（真剣に診療していない）を当てはめてしまうには患者なりの心的理由があるのであろうという想定のもと，患者を自身のこころの探索へと誘っているのです。患者の「早わかり」，つまりビオンのいう"-K"に待ったをかけ，自分や他者をメンタライジングすることの有用性と愉しさを伝えているといえます。

　ここまでみてきたように，「わかっていない」という姿勢にはある種の諦

念の感覚が含まれます。他者はおろか自分のこころすらよくわかっていないのが私たちなのだ，というこの感覚は，こころに関する万能感の放棄を伴っており，エディプス・コンプレックスとどこか似たところがあります。両者に違いがあるとすれば，エディプス・コンプレックスでは異性の親を諦める哀しみや，同性の親から報復される不安といった否定的な情緒体験に焦点が当てられがち——実際は肯定的な面もたくさんあるのですが——であるのに対し，「わかっていない」という姿勢では，わからないからこそ考えて知っていくことが喜ばしく愉しいのであるという肯定的な側面が強調されていることかもしれません。

(3)「わかっていない（not-knowing）」から「わかりえない（not-knowable）」へ

さて，私がそうであったように，not-knowing stance という言葉が，前述のような複雑な概念を適切に表している言葉なのかという疑問を抱いた人もいるかもしれません。私は英語のネイティヴではないので，その語のニュアンスが本当にわかるわけではありませんが，not-knowing という言葉とその意味の間には微妙なズレがあるように感じてしまいます。

実はベイトマンとフォナギーも同じように考えていることが明らかになりました。2019年3月にMBTベーシック・トレーニングの講師として来日した際，彼らは「not-knowing stance という名づけはちょっと失敗だったと思っている。いまだったら not-knowable stance という表記にすると思う」と語っていたのです。

not-knowable stance，すなわち「わかりえない」という姿勢。こちらのほうが日本語訳としてもスッキリしているし，概念との関連性からいっても適切な用語でしょう。わかりえない，だからこそわかろうとするという，知ることに開かれた姿勢。それこそが「わかっていない」という姿勢であり，「わかりえない」という姿勢なのです。

メンタライゼーションの不均衡への介入

(1) 介入としての「わかっていない」という姿勢

　MBTにおいて，この「わかっていない」という姿勢，もしくは「わかりえない」という姿勢が重要になるのは，これが患者の心的等価を動かすための重要な介入技法でもあるためです。

　皆さん，心的等価という言葉を思い出せるでしょうか。もう一度，おさらいしておきましょう。心的等価と呼ばれるこころの状態において，人は「空想＝外的現実」という世界を生きることになります。しかも空想の力が現実を凌駕し，現実をその支配下に置いてしまうのです。

　たとえば心的等価で「真っ暗な寝室には怖いおばけが出るに違いない」と思っている子どもは，部屋が明るいうちには何とかその空想に抵抗しえても，寝室の灯りを消された途端，空想にすべてを支配され，部屋の片隅にたたずむおばけをありありと実感してしまいます（第6章参照）。

　前述の患者と治療者とのやりとりでいえば，患者には「どうせ治療者は皆，自分のことを真剣には診てくれない」という空想があり，その空想が強固な力でもって現実を侵食してしまうので，治療者のちょっとした行為を拾い上げて「治療者が時計をみるのは，自分を真剣に診るつもりがない証拠だ」ということになります。

　「わかっていない」という姿勢は，一つの空想に固定されてしまって，その空想のレンズを通してしか世界をみることができなくなっている患者を別の場所に誘う試みです。「ねぇ，ちょっとこっちに来て，このレンズから外を眺めてごらんよ。世界はこんなふうにもみえるんだよ。ほら，こっちのレンズからみてみると，また違った景色になるよね」といった趣で，患者の視点をあちらこちらへと振りまわし，患者がそのときにしがみついている空想から引き剥がしてしまうことを目指すのです。

(2) メンタライゼーションの４次元とその不均衡

　いま私は，「わかっていない」という姿勢は，患者をその時点で陥っている心的等価から動かす作業であると述べました。ここでは，このときに患者がどのような状態に陥っているのかについて詳述してみましょう。

　メンタライゼーションには４つの次元があります。①認知‐感情の次元，②他者‐自己の次元，③自動的‐制御的の次元，および④内的手がかり‐外的手がかりの次元，がそれです（Fonagy & Luyten, 2009）。それぞれの次元において，メンタライジングは双方の極性の間を刻々と揺れ動いています。

　例として，認知‐感情の次元をみてみることにします。認知的メンタライジングとは「あの人はいま何を考えているのだろう」「自分はあのとき何を考えていたのだろう」といった思考に思いを馳せるメンタライジングのことであり，感情的メンタライジングは「あの人はあのときどう感じていたのだろう」「自分はいまどういう気持ちなのだろう」といった感情に焦点を当てたメンタライジングのことです。自分や他者を理解するうえでどちらのメンタライジングも重要であることはいうまでもありません。

　しかし，体験があまりに認知側に偏ってしまうと，私たちは自分の思考，すなわち空想にとらわれすぎて，状況に応じて柔軟に考えを変えることができなくなります。「皆が私のことをバカにしているに決まっている（患者の思考）から，先生も私のことをバカにしているに決まっているんだ」というところで固定されてしまい，感情面でのフィードバックが機能しなくなります。たとえば，治療者の温かい眼差しも軽蔑の視線と受け取られてしまうし，やさしい微笑も侮蔑の笑みととられてしまうといった事態が生じるのです。

　逆に，体験があまりに感情側に偏ると，それこそ「情動の嵐」と呼ばれる状態に陥るわけで，そうなるとそもそも冷静に考えるということができなくなってしまいます。つまり，各次元において極性が偏りすぎると，私たちのメンタライジングは，柔軟性を失った非効果的なメンタライジング（第12章参照）になってしまうのです。

　同じく，他者をメンタライズする，すなわち他者のこころに思いを馳せる動きも，極端になれば，他者の反応に気を遣いすぎて，それにいちいち振り

まわされてしまうという非機能的な状況に陥ります。自己メンタライズの動きも，行きすぎれば自己の主張にこだわりすぎて，融通性を失い，他者のこころを自分の思いに従わせなければ気が済まなくなってしまいます。

　自動的－制御的の次元も同様で，本来は，自動的（黙示的）メンタライジング（例：危険を察知したら逃げようとする）も，制御的（明示的）メンタライジング（例：自分の空腹を我慢して，お腹が空いているであろう子どもの授乳をまずは優先する）も，ヒトが生存していくうえで不可欠なものです。しかしこれが行きすぎると，むかっ腹を立てた瞬間に相手に対して手が出てしまう（極端な自動性）とか，相手の機嫌を優先して我慢してしまい不満を何もいえなくなる（極端な制御性）といった非機能的な対人関係を生むことになります。

　内的手がかり－外的手がかりの次元に関しても，私たちは対人コミュニケーションを図るうえで，内的な感覚と外的な情報の双方に基づき判断する（たとえば，私たちが他者に何かをうまく説明できているかどうかという判断は，「きちんと話ができているぞ」という内的な感覚と，相手が示す表情や返事といった外的な情報とを総合して行われます）のが普通です。これが内的感覚のみ，あるいは外的情報のみに依拠して行われたら，非常に問題の多いものになることは明白でしょう。

　このようにメンタライゼーションのバランスが崩れてしまったときに生じやすい問題をまとめたものが図9-1です。各矢印の上に置かれた「BPD」という記号は，境界パーソナリティ障害の患者の極性がどちらに偏りやすいかを示したものです。

（3）メンタライゼーションの不均衡への対応

　私たちは，患者のメンタライゼーションがうまく機能していない場面に遭遇した場合，患者の現在のメンタライジングの機能低下が，この４つの次元のどの極性へのとらわれによって生じているのかを推測する必要があります。そして，そのことが確認されたら，「わかっていない」という姿勢を用いて，患者をその反対の極性に揺り動かすことを試みるのです。

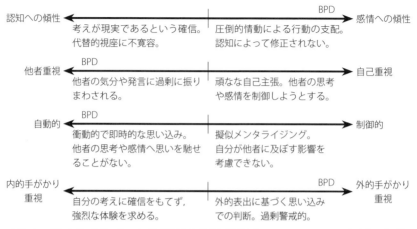

図9-1　メンタライゼーションの4次元とその不均衡（Fonagy & Luyten, 2009をもとに作成）

　前述の事例に当てはめれば，「治療なんかやめてやる」という怒りと絶望に支配された「感情への傾性」，治療者の視線の先に振りまわされる「他者重視」，「治療者が時計をみたのは自分との面接が嫌だからだ」と即時的に思い込む「自動性」，および治療者が時計をみたという外的表出に対する反応という「外的手がかり重視」への偏りがあることが確認されます。

　この観点から振り返ると，治療者の「待ってください。落ち着いて，最後まで聞いてください」や「ですから，あなたに教えていただきたいのです」という介入は，患者を感じることから考えることへ，すなわち感情の極から認知の極へと患者を動かそうとするものと考えることができますし，最後の「先週の面接で何か感じられたことがありましたか。あるいは，今日あなたはどんな気持ちでここにいらしたのでしょうか」という問いかけは，患者の関心を治療者のこころから患者自身のこころへ向けかえる，すなわち他者重視の極から自己重視の極へと患者を移動させる試みといえるでしょう。

　そして「でも，時計をみるのはあなたと向き合う気がないと私が思っているからだということが，どうしてあなたにわかるのでしょうか」という発言以降に提示されたさまざまな代替的視座は，「自分のことなんか診たくないからに決まっている」という自動反応から，より制御的なメンタライジング

へと患者を誘うことを目指しているといえますし，治療者の外的行動（時計をみる）ではなく，治療者の動機づけ，そして患者のそもそもの心境という双方のこころに注意を向けようとする問いかけは，外的手がかり重視の極から内的手がかりを参照する方向に舵を切ることへのチャレンジと理解できます。

　こうした介入の技法的基礎が，今回説明した「わかっていない」という姿勢なのです。

おわりに

　本章では，MBTにおける治療者の基本姿勢である「わかっていない」という姿勢について詳述し，それが重要な治療技法でもあることを示しました。次章以降は，具体的な介入手順についてよりくわしくみていきましょう。

第**10**章

介入の手順

はじめに

　前章は治療者の基本姿勢であり，介入技法でもある「わかっていない」という姿勢について解説しました。本章では，メンタライゼーションに基づく治療（MBT）における介入の手順について明らかにしたいと思います。

介入の要点

　最初にMBTにおける介入の一般的要点を明確にしておこうと思います（Bateman & Fonagy, 2006a）。①単純，かつ簡潔に，②感情（愛，欲望，傷つき，破局，興奮）に焦点を当てる，③患者のこころ（行為にではなく）に焦点を当てる，④現在の出来事や活動を心的現実と関連づける，⑤意識に近い，もしくは意識的な内容を選び，無意識的なものを強調しない。この5点です。

　これらについて少し検討しておきます。参考のため，いわゆる通常の精神分析的精神療法（psychoanalytic psychotherapy：PsaPT）および認知行動療法（cognitive behavioral therapy：CBT）と比較してみます（表10-1）。MBTとPsaPTとの違いは，こうして並べてみると，⑤の無意識を扱うのか否かという点にしかありません。MBTでは無意識的なこころを想定こそしているものの，実際の治療の中では扱いません。もっぱら意識的，もしくは前意識的なものを探索の対象とします。ちなみに前意識というのは精神分析の基本概

表10-1　各精神療法における介入の要点の比較

MBT	PsaPT	CBT
①単純かつ簡潔に	①単純かつ簡潔に	①単純かつ簡潔に
②感情に焦点を当てる	②感情に焦点を当てる	②自動思考／スキーマに焦点を当てる
③患者のこころに焦点を当てる	③患者のこころに焦点を当てる	③患者の行動に焦点を当てる
④現在の出来事や活動を心的現実と結びつける	④現在の出来事や活動を心的現実と結びつける	④現在の出来事や活動を認知と結びつける
⑤意識に近い，もしくは意識的な内容を選び，無意識的なものを強調しない	⑤無意識的なものを強調する ・表層から深層へ（自我心理学） ・より深層へ（クライン派）	⑤意識的な内容を扱い，無意識は想定しない

念の一つで，その瞬間は意識していなくとも，そちらに注意を向ければ考えることのできるこころの領域のことをいいます。

　たとえば，皆さんは仕事でも勉強でも，あるいは映画鑑賞でもテニスの試合でも，何かに熱中して真剣に打ち込んでいるときには「明日着ていく服はどれにしようかな」とは考えていないでしょう。ところが，その日の活動を終え，のんびりとお風呂に入っているときには「そういえば，明日の服はどうしようかなぁ」と考え始めるかもしれません。

　皆さんが何かに熱中していたときは，この明日の服の話題は皆さんの前意識領域に存在しているわけです。しかし，皆さんが必要に迫られ翌日に着ていく服について考え出そうとした瞬間，この明日の服の話題は皆さんの意識領域に場所を変えたということになります。もっとも，この「場所を変えた」という表現は正確ではないかもしれません。前意識と意識との関係をより正確にイメージしてもらうには，上演中の舞台を想像してもらうのがよいでしょう。

　演劇を上演中の舞台は隈なく照らし出されているわけではありません。舞台全体は薄暗く，細部までは観客の目にはみえません。通常は，舞台上でいま役を演じている人にスポットライトが当てられ，そこにだけ観客の関心が向くようにデザインされています。そこに舞台袖から新たな役者が登場すれ

ば，今度はその人物にスポットライトが当たり，そこに観客の注意が向くわけです。

この舞台全体が前意識です。前意識（舞台全体）には普段私たちの注意は向いていません。しかし，必要が生じれば私たちは舞台上のどこであってもスポットライトを当てることができます。その瞬間，そこは舞台全体（前意識）の中から浮かび上がり，私たちの注意の対象になります。この「その瞬間にスポットライトの当たっている場所」こそが意識なのです。ですから先ほど私は「場所を変える」といいましたが，これは正確ではありません。変わったのはその前意識内容が置かれている場所ではなく，スポットライト（注意）の向き先なのです。

ちなみにこの論法で行くと，無意識は楽屋に相当します。楽屋裏で何が起きているのかは観客席に座っている私たちからは絶対にみえません。このように精神分析の無意識とは，通常の方法では私たちが決して接近できない場所なのです。舞台全体が前意識，いまその瞬間にスポットライトの当たっている場所が意識，そして楽屋が無意識というこの関係をぜひ覚えておいてください。

本題に戻りましょう。MBTでは，なぜその射程を意識と前意識とに限り，無意識を扱わないのでしょう。これにはいくつかの理由があります。一つには，MBTが当初から臨床的な効果研究に乗せる，すなわちエヴィデンスを示すことを目標としていた点が挙げられます。エヴィデンスを検証するためには，データを何らかの形で数値化することが求められます。数値化という観点で考えたとき，無意識ほど相性が悪いものはそうそうありません。エヴィデンスを示すという実学的な事情を優先し，扱う対象を数値として操作可能な意識の領域に絞ったのです。

とはいえ，無意識を扱わないということは，精神分析的な臨床家のアイデンティティを根幹から揺るがしかねないところがあります。エヴィデンスを示すためとはいえ，妥協しすぎではないかという意見も出てくるのは精神分析を専門にしている人間からみれば当然のことです。ところが，開発者であるベイトマンとフォナギーは，このことをさほど深刻には受け止めていませ

ん。というのも彼らの出自である自我心理学には，表10-1にも記したとおりの「表層から深層へ」という考え方がもともと備わっているからです。

　自我心理学にとって，介入とは患者の意識できる領域から始め，そこから徐々に前意識へと歩を進め，最終的に無意識の探索にまで至るものです。そして，意識領域あるいは前意識領域の探索に限っても，ある程度充分な治療効果は得られるという認識に立っています。したがって，あえて無意識にまで踏み込まなくても意識および前意識の探索で患者に変化が得られれば，それで問題はないし，精神分析的でないという批判も当たらないというのが自我心理学派の考えなのです。こうした自我心理学の伝統が，もっぱら意識と前意識に限って扱うという介入を生んだ第二の理由といえるでしょう。

　そして三つ目の理由は，MBTが最初に標的とした境界パーソナリティ障害（BPD）の特徴に由来します。ベイトマンとフォナギーは，BPDを有する人たちの内省力や心理的資質を高く見積もりすぎないよう再三警告しています。これまでみてきたとおり，BPD患者のメンタライゼーション能力は非常に制限されているので，情動刺激が加わることによって容易にこころの原始的モードに陥ってしまいます。

　BPD患者に無意識内容を解釈すると，たとえばそれが陽性の転移に関連するもの（「あなたはこのまま私と会い続けていると私のことをとっても好きになって，そうなるととても困った事態になってしまうかもしれないということを心配していらっしゃるのかもしれません」）であれば，治療者が患者を誘惑していると受け取ってしまうかもしれませんし，それが陰性の転移に関するもの（「あなたはこんなときに次回の面接を休む私にこころのどこかで腹を立てているのかもしれません」）であれば，治療者が患者に治療者のことをわざと悪く思わせようとしていると被害的に受け取ってしまうかもしれません。いずれにしろ，それらは患者にとって強い情動刺激として体験され，患者のメンタライゼーション能力を失わせてしまうのです。

　MBTにおいては，こうした患者のメンタライジングを低下させる介入を可能な限り排することが目指されます。それゆえに，BPD患者を不要な混乱に陥れかねない無意識的な内容への介入を控えることが推奨されるのです。

一方，CBT との比較はどうでしょうか。前章の臨床ヴィネットを目にして，精神分析的というよりもずいぶん認知療法的なかかわり方にみえるな，と思った読者も多いかもしれません。実際に介入の具体例を取り上げると，MBT と CBT には一見似たところがあります。ところが，それらの介入がどのような意図でなされているのかを問えば，表10-1からわかるように，その真意はまったく異なるものであることがわかります。これをもってみても MBT はあくまでも精神力動的な治療であることが明らかとなるでしょう。

介入のスペクトラム

　最初に介入のスペクトラムを図示しておきます（図10-1）。MBT の介入は基本的にこの図式に則って行われます。すなわち，①支持／共感，②明確化，精緻化および挑戦，③基本的メンタライジング，そして④関係のメンタライジングという4段階があります。

　注意しておきたいのは，これが常に上から下へと直線的に進んでいくというものではないということです。そもそもこれらの介入がなぜ存在するのかといえば，患者の覚醒水準を患者がしっかりとメンタライジングできる状態に保つためです。患者の覚醒水準が高いとき，すなわち患者に強い情動的負荷がかかっているとき，私たちは支持／共感か，明確化，精緻化および挑戦か，のいずれかの介入を選択します。それにより患者の情動的興奮が鎮まり，患者がメンタライズできるレベルにまで覚醒水準が安定化したと判断されたら，初めて基本的メンタライジング，そして関係のメンタライジングに進むことになります。

　逆にいえば，基本的メンタライジングや関係のメンタライジングに取り組んでいる途中で，患者の覚醒水準が必要以上に高くなってしまったならば，私たちは現在の作業をいったん中止して，いま一度，支持／共感や，明確化，精緻化および挑戦といった介入に戻らなければいけないということでもあります。

　患者のメンタライジング能力を，その患者の最高水準で維持できる環境を

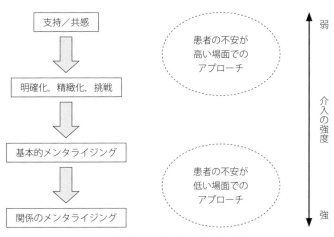

図10-1　MBT の介入のスペクトラム

整え，その状態で患者に考えてもらうことを通じて患者のメンタライジング能力をさらに向上させるというのが，MBTの基本図式といえます。これはMBTの中核をなすきわめて重要な思想なので，何度でも強調しておきたいと思います。

　以下では，例を挙げながら説明していくことにします。臨床素材としては，前章で掲載したヴィネットを再度用いることをお断りしておきます。

（1）支持／共感

　これはとくにMBTに限った介入ではないので改めて説明するには及ばないかもしれません。患者に――ここでは患者の言語的表出だけでなく非言語的な表出にも細心の注意を払うという姿勢を強調するため，あえて「患者の話に」ではなく「患者に」と記しています――真摯に耳を傾け，患者の気持ちや訴えを妥当なものとして受け入れていることを態度として示すものをいいます。

　もっとも，いささか本筋からは離れてしまうのですが，私は臨床において「共感」という言葉を極力使わないようにしています。若い臨床家が「……と共感しました」とか「……と共感的に返しました」などと報告するのを耳

にすると，正直いって背筋が粟立ち，落ち着かなくなるのです。他者のこころなどわかって当然という無意識的な驕りをそこに感じ取ってしまうからです。

　私（池田，2015）は以前，「患者の身になって考える」とか「患者の立場になる」というような巷間で推奨される治療者の心構えが，いかに実現困難で，独善に陥りやすいかということを短いエッセイに記したことがあります。藤山（2003）がくわしく論じているように，共感とは，治療者の介入を受け取り手，すなわち患者が「あー，今日はすごく共感してもらったなぁ」と感じたときに初めて成立するものであって，治療者が自分の意思で一方的に押しつけることが不可能なものだからです。私たち臨床家は，自分が患者に共感を押し売りしていないかに常に敏感である必要があるように思います。

　患　者：さっきから思っていたんですが，もう今日限りここに来るのをやめようと思います。
　治療者：えっ!?　突然のことで驚いています。なぜそのように思われたのか，教えていただけませんか。
　患　者：だって先生，私のこと真面目に診るつもりがないじゃないですか。
　治療者：あなたは私があなたのことを真剣に診ていないと思っていらっしゃるということですね。これは重要なことです。私だって自分が病気になってどこかの医者にかかることになるとすれば，私にきちんと向き合ってくれる人のところに通いたいと思うでしょうから。

　ここで患者は明らかな興奮状態にあり，治療者に対して攻撃的になっています。患者はいわゆる過覚醒の状態にあり，充分にメンタライズできない状態になっていると予想されます。それゆえ治療者は，支持／共感のレベルで介入し，患者の情動覚醒を鎮静化させる方向で動いています。そのため，真面目に診てもらえていないという患者の体験を否定することなく，そのまま受け入れて，その感覚が正当なものであるという妥当化を行っています。患

者は，治療者が批判をかわそうとせず，患者の体験の正当性を認め，そうした批判と向き合おうとしているということがわかると，多少なりとも落ち着いてくるものです。

(2) 明確化，精緻化，挑戦

明確化は，その名のとおり，いま2人の間で起こっていること，あるいは前回から今回までの間のどこかで誰かとの間で起こったことを明らかにするための介入です。それは患者がメンタライゼーションの失敗によって引き起こした行為を抽出し，そこに意味を見出したり，文脈を与えたりする作業といえます。

精緻化とは，その行為を行った際，患者の根底にあった感情を明らかにしていく作業です。MBTの介入手順では，精緻化はここに置かれていますが，私見ではこの状態ではまだ患者の覚醒水準は高すぎることが多く，もう少し先にまわすことのほうが多いように思われます。

治療者：（承前）ただ，ここが大事なところなのですが，私にはあなたをないがしろにしていたつもりは意識的にはまったくないのです。真剣にお話を伺っているつもりでした。ですので，いったい私のどういうところからそのように思われたのかということをぜひ教えてほしいと思うのですが。

患　者：だって先生，時計ばっかりみてるじゃないですか！　私の治療なんてさっさと終わればいいと思っているんでしょ！

治療者：なるほど。私が時計ばっかりみているのは私があなたのことを真面目に診るつもりがない証拠だ，とあなたは思われたということなんですね。

ここで治療者は自己開示まで行い，なお支持／共感に努めています。そのうえで治療者は「どういうところからそのように思われたのか」を尋ねることで明確化を行っています。患者は覚醒水準が多少下がってきたとはいえ，

まだ充分に考えて回答できる状態になく，相変わらず治療者を批難し続けています。治療者はその批難をも拾い上げ，言葉にして繰り返すことで，さらなる明確化を図るとともに，患者の気持ちにも触れようとしています。

ただし，この介入では精緻化としては不充分な水準に留まっているといえるでしょう。ここで「そのあなたの気持ちについて，もう少しくわしく教えていただけませんか」と続ければ，よりMBTの手順に従った介入になっていたと思われます。

患　者：だってそうでしょ！　早く終わればいいと思うから，時計をみるんでしょ!?

治療者：おっしゃることはわかりました。あなたが私に立腹されて「今日限りここに来るのをやめようと思います」とおっしゃった直前に，私はたしかに時計をみていました。それは時間の確認のためで，毎回いつもこれくらいのタイミングで行っていることです。しかし，それ以外のタイミングで意識的に時計をみた記憶は私にはないんです。

患　者：いや，先生は……

治療者：待ってください。落ち着いて，最後まで聞いてください。そうだからといって，私が絶対に時計をみていなかったというつもりはありません。自分でも気づかないうちにみていたのかもしれません。あなたがそうおっしゃるのですから，きっとみていたんだろうと思います。

患　者：ほら，やっぱり……

しかし，患者はまた過覚醒状態に陥ってしまいました。そのため治療者は，明確化，精緻化，および挑戦の介入を棚上げし，もう一度，支持／共感の介入に戻っています。患者の覚醒水準が高くなってきたら，介入の強度を下げる——これがMBTの鉄則です。精神分析の支持的側面を解説したフレッド・パイン（Pine, 1986）の「鉄は冷めてから打て」という格言はMBTにお

いてもとても大切ですので，忘れないようにしましょう。

　それと同時に治療者は，いまこの瞬間に患者のメンタライジングが失敗したことにも気づいています（メンタライジングが失敗したために，患者は治療者の意図を汲み取れず，情動的に興奮して過覚醒になっているのです）。治療者は，メンタライジングが破綻した瞬間に留まり，そこについて探索する姿勢を示します。「さあ，この場面についてこれから一緒に考えていきますよ」という治療者の決意表明，それが挑戦です。

治療者：でも，時計をみるのはあなたと向き合う気がないと私が思っているからだということが，どうしてあなたにわかるのでしょうか。私は熱心にあなたの話を聴いていたのに急に腹痛に襲われて，あと何分くらい頑張れそうか思わず時間を確認してしまったのかもしれません。もしくは，あなたの話にこころ動かされて真剣に考え込んでいるうちにたまたま視線が時計のほうを向いていただけで，実は時計そのものはみていなかったのかもしれません。あるいは，あなたが重要な話題について話し出したので，どれくらいの時間を私たちがこの話題に費やすことができるのだろうと確認したくなったのかもしれません。私が時計，あるいは時計のほうをみる理由はいくつでもありえるのです。

　ここで治療者は，患者の視点に明確に異を唱えています。そして，そのことについて一緒に考えるように患者を促しています。本当はここで「他の理由」を患者に考えてもらうほうが，MBTの手順としてはより優れています（その場合，そこから次の基本的メンタライジングの過程が始まることになります）。しかしこの場面では，患者の過覚醒を鎮めることを重視して，治療者のほうから説明することを選んでいます。

（3）基本的メンタライジング
　基本的メンタライジングとは，患者のメンタライジングが破綻した瞬間を

同定し，その過程を一緒に辿ることで，患者のメンタライジングを立て直す試みのことをいいます。いくつかの介入技法がありますが，「一時停止」と「巻き戻し」がもっとも代表的な技法といえるでしょう。

治療者：私が興味を抱いているのは，これだけたくさんの可能性がある中で，私があなたを真剣に診ていないという結論にどうしてあなたが飛びついてしまったのかということです。これには前回の面接のときにあなたが感じていらっしゃったこと，もしくはここ数日あなたが面接室の外の世界で感じておられたことが関係しているのではないかと私は思っています。でも私にはそれが正しいことなのかはわかりません。私にはあなたのこころを直接みることはできませんので。ですから，あなたに教えていただきたいのです。先週の面接で何か感じられたことがありましたか。あるいは，今日あなたはどんな気持ちでここにいらしたのでしょうか。

患　者：……そういわれてみれば，今日，面接が始まる前から，先生は私となんか会いたくないに決まってるんだと思って，すごく絶望した気持ちになっていました。

治療者：それはとても大事なことのようです。いったいいつからそうした絶望した気持ちにとらわれていたのでしょうか。

患　者：えーと，昨日，彼とケンカしたんです。それからだと思います。今日も朝から落ち込んでいて，それで……

治療者：ちょっと待ってください。昨日のケンカのところで一回時計を止めましょう。では，ケンカが始まる直前まで時計を巻き戻してみて，そこからのあなたの様子をコマ送りで説明してもらえませんか。

　治療者はここで，患者のメンタライジングの破綻が前日の恋人とのケンカにあるらしいと推測しています。一方で，患者は，その点には軽く触れただけで，この日の話に進もうとしています。治療者は，すかさず一時停止を行

っています。そして，巻き戻しを提案しています。

　患　者：わかりました。昨日，休日だったので2人で家にいたんです。一緒にソファに座って，映画を観ていました。彼が会社の人からもらってきたお菓子を一緒に食べながら観ていたんですけど，そうしたら……彼が私のお腹をこうやって（ジェスチャーをしながら）つまんだんです。これって「デブ！」っていってるってことですよね。気にしているのにひどい，と思って。猛烈に腹が立っちゃって……それで「アンタだって，禿げてきてるくせに！」っていっちゃったんです。彼，実際には禿げてないんだけど，髪の毛が薄くなってきてるんじゃないかとやたら気にしていて。そうしたら「気にしてるのに，なんでそんなこというんだ」って彼も激怒して。「こっちだって体重気にしてるんだよ！」って私も叫んで，そこから大ゲンカになっちゃって……

治療者：それは大変でしたね。ところで，あなたのお腹をつまんだのが，なんで「デブ！」といっていることになるんですか。

　患　者：だって，つまめるくらい肉がついてるぞ，プニプニしてるよ，って意味ですよね。デブってことに決まってるじゃないですか。

治療者：あー，彼があなたのお腹をつまんだのは，あなたのお腹につまめるほど肉がついている，すなわち，あなたは太っているということを示すためだった，とあなたが理解しているということですか。

　患　者：そうです。

治療者：なるほど。私の理解が正しければ，あなたは彼の行為に他の意図があったかもしれないとは微塵も考えておられないようですね。

　ここで治療者が用いている「私の理解が正しければ……」という介入は「制限つきのラベリング」といわれているもので，これもまた基本的メンタライジングを代表する介入技法です。治療者は患者のこころについて教えるのではなく，患者が自分で発見するのを手伝うべきであるという発想がここ

にはあります。

患　者：決まってます。他にありえません！

治療者：本当にそうでしょうか。他の可能性はないのでしょうか。

患　者：他の可能性なんて，思いつきません。

治療者：では普段の彼のあなたに対する言動と較べてみてはどうですか。彼はいつもあなたのことをいわゆるデブ扱いするのでしょうか。

患　者：……いいえ……，そういうわけでは……

治療者：彼が過去にあなたの体型についていったりしたりしたことで何か思い出せることはありませんか。

患　者：……彼は仕事で疲れたときとかに私の部屋に来ると，ギュッと抱きついてくるんです。そして「あったかくて，やわらかくて安心する」っていうんです。

治療者：そんな彼があなたに「デブ！」というためにあなたに触ってきたりするのでしょうか。

患　者：でも……，私にはわかりません……

治療者：もちろん私にも正解はわかりません。でも彼が何か仕事でしんどいことを思い出して，いつものハグする感じで安心を求めて隣にいたあなたのお腹を触ってきたのかもしれませんし，あなたのことが愛しくてたまらなくて思わず触ってしまったのかもしれません。可能性はいくつもあると思うんです。

患　者：……でも，そんなのわかんないですよね。

治療者：そうですね。たしかにわかりません。でもいくつかの可能性を思い浮かべることができれば，ケンカをする代わりに確かめることができますよね。どうすればケンカせずに確かめることができたか，一緒に考えてみませんか。

患　者：確かめる……，ですか。「どうしてそういうことするの。私はデブっていわれている気がしちゃうんだけど。あなたはどういう気持ちで私のお腹を触ってるの」って。

治療者：それは素晴らしい聞き方ですね。

　治療者は，患者の視点の硬直を取り上げ，他の視点（代替的視座）がないかを一緒に考えています。そして，患者により適切なメンタライジングのありようについて考えてもらうことで，破綻してしまったメンタライジングの再建を図っています。

（4）関係のメンタライジング

　これは，以前は「転移のメンタライジング」と呼ばれていた介入です。MBTでしばしば議論の対象になるものに，転移の取り扱いがあります。というのも「転移」が何を指すのか，という点に関して，学派間でかなりの相違があるからです。ベイトマンとフォナギーは，伝統的な自我心理学を出発点としているので，「過去の重要な人物との関係性が現在の関係性に持ち越される」という古典的概念を採用しています。したがって，彼らにとっての「転移解釈」は，「現在の治療関係を過去の養育者との体験に重ねて説明する」という発生論的解釈を意味します。そして，この意味での転移解釈はMBTでは行わない，ということを強調するのです。

　一方で，対象関係論を中心とした二者心理学の立場では，転移とは「いま，ここで（here & now）」の患者と治療者との関係性のことを指し，転移解釈も患者と治療者との間で起こっていることを取り上げる「いま，ここで」の解釈を意味することが多いといえます。

　ところが単に「転移解釈を行わない」と説明すると，しばしば対象関係論者には「いま，ここで」の解釈すら行わないのかと受け取られてしまいます。それがまた精神分析の側からのMBT批判につながってしまうのです。

　実際にはMBTにおいても「いま，ここで」の関係性は頻回に取り上げられます。むしろ，それがMBTの一つの肝ともいえると思います。しかし，どうも彼らはこれを「転移」とは呼びたくないようなのです。とくにベイトマンは，この議論が繰り返されることに生産性を見出せないようで，最近ではボタンの掛け違いのもととなっている「転移」という言葉の使用を避け，

関係のメンタライジングという表現を使うようになっています。

　転移という言葉が用いられなくなってきたもう一つの理由は，目的に関する相違です。精神分析において転移解釈が投与されるとき，そこには患者に洞察をもたらしたいという治療者の意識的・無意識的願望が潜んでいることは否定しきれません。ところが，MBTにおいて関係性を取り上げるのは，患者に洞察を求めているからではないのです。MBTが関係性を扱うのは，対人状況が曖昧であるにもかかわらず患者が特有の見方に固執し，他の可能性について考えられなくなるということ自体に疑問をもってもらうためです。患者が陥っているこころについての決め打ち（すなわち，メンタライジングの失敗）が，なぜ生じるのかを探究して理解する必要はありません。こころの決め打ちが目の前の対人関係の障害になっているということに気づき，他の視点を導入することで決め打ち状態から脱出すること，すなわちメンタライジングの回復こそが治療者の目指すものなのです。

患　者：でも，今朝も私は怒りが収まらなくって……。朝から昨日のことでまた彼を問い詰めちゃって。彼のほうはもう落ち着いていて，じっと私の話を聞いていてくれたんですけど，でも話し合いの途中に何度も何度も時計を確認していて……。そのときの私は，彼が私のことをデブだと思ってるんだと信じ込んじゃってたから，彼はデブな私にウンザリしていて，もう私のことなんて見捨てようとしてるんだな，と思っちゃって。そうしたら絶望的になって……。あー，先生，私が絶望的になったのって，正確には昨日ケンカしたときからというよりも今朝からなんですね。

治療者：その気持ちのまま，あなたは今日，ここにお越しになったのですね。そして，私が時計，あるいは時計のほうを何度かみてしまった，というわけです。

患　者：先生も私を見捨てるんだと思いました。

治療者：あなたがあそこまで怒った理由がやっとわかりました。あなたは自分が見捨てられるかもしれないと思うと，ひどく絶望的になっ

てしまって，とにかく何かアクションを起こさないといけないと
思ってしまうのでしたね。

患　者：そうなんです。それで先生がそう思うんなら，こっちから先に見
捨ててやれ，とか思っちゃって。

治療者：あなたがそうすると，他人はますますあなたから離れていってし
まうように思います。

患　者：そうなんです。でも他のことが考えられなくなっちゃうんです。
今日，先生に会えてよかったです。今日，先生とこの話ができて
いなかったら，私は今晩彼に別れ話をしてしまっていたかもしれ
ません。

　治療者は，ヴィネットの冒頭に話を戻し，「いま，ここで」の関係性につ
いて話し合い，この面接におけるメンタライジングの失敗に焦点を当てよう
としています。患者は，治療者とともにその仕事に取り組むだけでなく，み
ずから進んで前日から続く恋人との関係と関連させて自分のメンタライジン
グの失敗について考えようとしています。

おわりに

　本章では，MBTにおける介入の一般的特徴と，実際の介入手順について
解説しました。MBT的な介入法について，私は他のところ（池田，2010b，
2011）でも具体例を挙げて説明しているので，そちらも参考にしていただき
たいと思います。次章も引き続き，治療についての議論を続けましょう。

第11章

未来に向けた転移の利用とよそ者的自己

はじめに

　第9章，第10章と，メンタライゼーションに基づく治療（MBT）の介入の
様子を，事例を用いながら説明してきました。MBTの臨床の大事なところ
はほぼ述べた心算ですが，いくつか書ききれていない点もあります。本章で
は落穂拾い的にそれらについて説明してみようと思います。

転移の利用について

（1）未来に向けた転移の使用

　前章で，ベイトマンとフォナギーが転移という概念から距離を置いている
こと，とくに患者の過去と結びつけるという視点からの転移の使用を基本的
に避けていることを説明しました。とはいえ，それはMBTにおいて転移，
あるいは一般的に転移といわれているものを考慮しないということを意味し
ているわけではない，ということも紹介しました。

　彼らの転移の用い方の特徴は，患者と治療者との「いま，ここで」の関係
性に絞られている点にあります。境界パーソナリティ障害（BPD）に代表さ
れるメンタライジングに一定の制約を受けた患者たちは，目の前の2人の関
係性を，いろいろな角度から考えてみることができず，患者個人に特有の硬
直したものの見方で決め打ちしてきます。たとえば，「先生は私の話がつま

らないから，私なんてさっさといなくなればいいと思ってるんでしょ！」と
いった具合です。

　そのときに，治療者はそれを患者の過去の人間関係と結びつけたりしません。あくまでも現在の関係として，その体験を扱い，患者の情動状態と治療者の言動とがどのように噛み合わさって，そうした状況理解が起きているのかということ，および，本当に可能性はそれしかないのか，つまり治療者がそうした言動をとった理由として他に考えられる可能性はないのか，ということを探っていくのです。

　ここからわかるようにMBTでは，「いま」を過去とつなげるためではなく，「いま」を分析することで「いま」とは違ったものの見方ができる未来を手にするために転移を用いています。一言で表すなら，MBTの転移概念は未来志向なのです。

　もっとも，このような考え方はMBTの完全オリジナルというわけではありません。たとえば米国の精神分析家であり，支持的精神療法の大家としても知られたデヴィッド・S・ワーマン（Werman, 1984）は，自我の脆弱な患者に対して「上向きの解釈」を行うことを提唱しました。これは，転移行動や転移感情を早期体験に結びつける代わりに，現在の状況に関連づけることを勧める技法です。

　これは患者の行動や感情の起源を無意識の観点から説明するという従来の古典的解釈とは異なり，それらに意識的な説明を与えることを目的としています。すなわち，患者に「自分は過去に何を体験し，何を感じていたのか。そして，その過去がいまの状況にどういう影響をもたらしているのか」ではなく，「いま自分は何を感じ，何を行っているのか。それが自分の次の選択（未来）にどういう影響を及ぼしそうなのか」を考えてもらうのです。ワーマンは，これによって深刻な自我脆弱性を抱えた患者——BPDの患者の多くもここに含まれます——の退行を防ぐことができると考えました。

　これはベイトマンとフォナギーが考える古典的転移解釈がもたらす害悪という概念ときわめて類似しています。たとえば「先生は私の話がつまらないから，私なんてさっさといなくなればいいと思ってるんでしょ！」と怒って

いる BPD 患者に対して，治療者が「あなたはいま私のことを，かつて試験で頑張っていい成績をとってきたときにまったく何の関心も示さなかったあなたのお父さんとして体験しているようです」というような解釈を行ったところで，患者は「私はいま先生の話をしているの！　お父さんは関係ない！そうやって話をごまかそうとしないで!!」とますます興奮するだけで，決して状況は改善しないというのがMBTの基本的な考え方です（ちなみに，精神分析の名誉のために一言申し添えておくと，ある程度の訓練を受けた分析的治療者でこのような稚拙な解釈を行うものはいまどきいません）。

(2) 転移トレーサー

　MBTにおける転移の特徴的な使用法として「転移トレーサー」（Bateman & Fonagy, 2004, 2006a）が挙げられます。これは，アセスメント期間中，もしくは治療開始後ごく早い時期に打たれる布石であり，治療の中盤以降に危機的な状況が生まれた際に実行される二段重ねの介入といえます。

　MBTを志向する治療者であるかどうかを問わず，精神力動的な治療者であれば，誰でも試みていることでしょうが，アセスメントの間に，両親あるいは主たる養育者との関係から始めて，友人，恋人といった人たちとの関係性を広く探索しておくことが大切です。こちらからの問いかけに患者が主体的にいろいろ答えてくれる場合は，それで構いませんが，なかなか答えが深まらないようであれば，こちらから質問をすることが必要になるかもしれません。

　その際には「あなたのお父さんとの関係性をうまく表現する形容詞を5つ挙げてみてくれませんか」と尋ねてみます。5つ答えてもらうというのはベイトマンらのやり方（Bateman & Fonagy, 2004）に従っているのですが，日本人を相手にこれを実行するのはなかなか大変なことが多いでしょう。「たくさん教えてもらえればもらえるほど，あなたのことがよくわかるので，もうちょっと頑張ってください」のような声かけがときに応じて必要になります。患者は「ギスギスしている，ぎこちない，敵対的，他人行儀，たまに良好」などと答えるかもしれません。

分類 情報
税10%
2420円

日本評論社

TEL03-3987-8621
FAX03-3987-8590

補充 **注文カード**

貴店名

注文冊

池田暁史

メンタルゼミ（仮）

品切 月 日 出来予定・重版未定

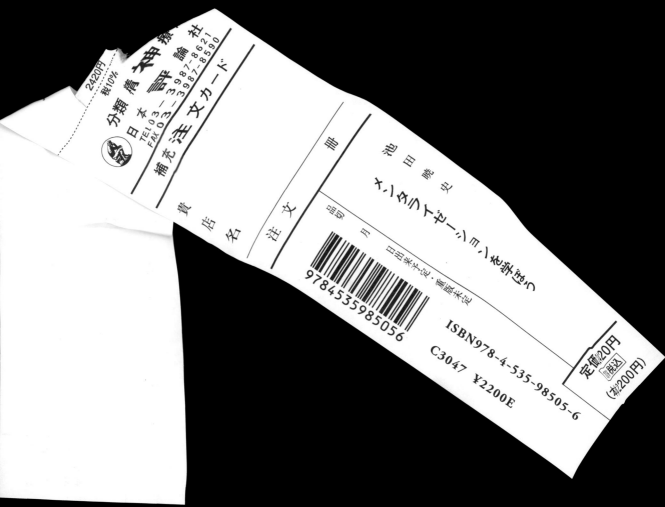

9784535985056

ISBN978-4-535-98505-6

C3047 ¥2200E

定価20円
（税込）
（本体200円）

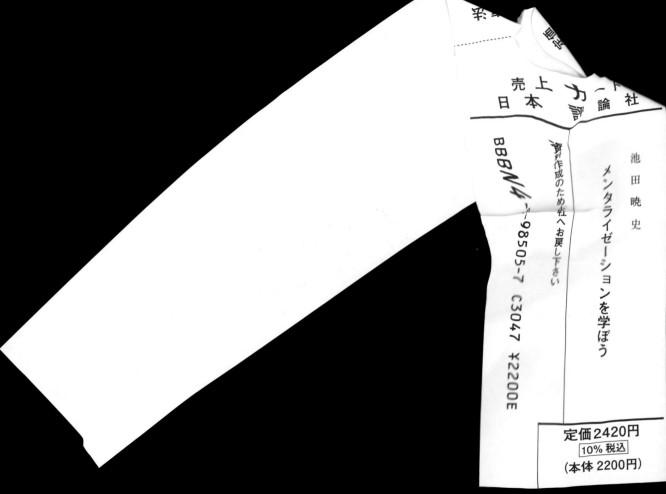

売上カード

日本評論社

池田暁史

メンタライゼーションを学ぼう

資料作成のため社へお戻し下さい

BBBN4□-98505-7 C3047 ¥2200E

定価2420円
10% 税込
(本体2200円)

そうしたら次に「それぞれの形容詞について，具体例を教えていただきたいのですが」と尋ねて，それらが実際にどういうやりとりであったのかを明確にしていきます。それを父親についてだけでなく，母親について，そして恋人（あるいは伴侶）についても確認していくのです。

　それらの中から，患者の人間関係において問題になっていそうなものを治療者は選び取っていきます。そして「その○○という関係性はときを経るにしたがって変化しましたか。それとも，あなたはいまも物事をそのようにみておられますか」と尋ねます。そうすることで，患者の関係性のパターン──すなわち転移──が，患者の人生早期から現在までどのような形で継続しているのかを追跡します。これが転移の追跡調査，つまり転移トレーサーです。

　そして，ここからがMBTに特徴的な技法なのですが，転移トレーサーで得られた知見を治療者はなるべく早い段階で患者と共有します。たとえば「あなたは『今度こそ自分のことを理解してくれる素敵な男性と巡り合えた』と思って，お付き合いを始めるようですが，半年を過ぎる頃から，少しずつ相手への不満を自覚するようになって，最終的にはどこかの時点で大爆発を起こして，自分から関係を切ってしまっていらっしゃるようです」というようなことを伝えるわけです。

　とはいえ，これだけであればどこにでもある通常の力動的なアセスメントに過ぎません。転移トレーサーの特徴はここから先にあります。MBTの治療者はここで「あなたが私と治療を始めることになれば，しばらくの間は私のことを『とても理想的な治療者に出会えた』と評価してくださるかもしれません。でも，そのうちにだんだん私に対する不満が溜まってきて，いつか爆発してしまう日が来るかもしれません。そのときに，今日のこの日のことを思い出していただきたいのです。そして，私のもとを去ってしまう前に，ぜひ一緒にそれがどれくらい適切なことなのか考えてみましょう」というようなことを伝えるのです。

　重要なのは，ここでも治療者の視点が，患者の過去の探索ではなく，治療の未来に向けられているという点です。「現在→過去」という後方視的な動

きではなく,「過去→未来」という前方視的な動きのために転移が用いられています。「転移は未来に向けて」というMBTの基本姿勢は,ここでも徹底されているといってよいでしょう。

さらに面白いのは,ここまでがいまだ技法としての転移トレーサーにとっての布石に過ぎないということです。転移トレーサーがその臨床的有用性を発揮するのは,治療が始まって半年あるいは1年が過ぎた頃に訪れるであろう,治療関係が破綻の危機を迎えるその瞬間なのです。

先ほど例に挙げた患者であれば,治療が進むにつれて患者は徐々に治療者に対する不満を募らせていき,ある時点で「もう我慢できません! 先生にはウンザリ! 心底失望しました! 先生のことを信頼してみようと思った10ヵ月前の自分を叩きのめしたい気分です! 本当に最悪! もうやめます! 二度と来ません!!」と爆発することになります。

このときに治療者は「ちょっと待ってください。あなたが私にものすごく腹を立てていらっしゃることはよくわかりました。でも,ちょっとだけ時間をください。どうか落ち着いて,この治療を始めたときに私があなたにお伝えしたことを思い出してほしいのです。あのとき私はあなたに,『(あなたが)いつか爆発してしまう日が来るかもしれません。そのときに,今日のこの日のことを思い出していただきたいのです。そして,私のもとを去ってしまう前に,ぜひ一緒にそれがどれくらい適切なことなのか考えてみましょう』とお伝えしたはずです。他でもない,今日がその日なのです。どうかここで踏みとどまって,一緒に考えてみませんか」と語りかけるのです。ベイトマンとフォナギー(Bateman & Fonagy, 2004)の例では,怒って部屋を飛び出していった患者を追いかけてまで,この話をして患者を治療に呼び戻しています。

やや話が逸れるのですが,部屋を飛び出した患者を追いかけるベイトマン(もしかしたらフォナギーかもしれませんが)の話を読むたびに思うのは,ある程度病理が重い患者を治療していくうえで何よりも大事なのは,治療者の側のこの覚悟なのだろう,ということです。そしてこの流れから,私はいつも,精神病や重篤な自己愛障害の患者の分析治療に果敢に取り組んだクライン派

の分析家ハーバート・ローゼンフェルドのことを思い出します。

　彼は，ある患者が混乱して面接室を出ていこうとしたときに，立ち上がって面接室のドアの前に立ち塞がり，患者を出て行かせなかったといわれています。まさに物理的に患者をコンテインしようとしたといえるでしょう——ちなみにローゼンフェルドは大変温かで献身的な人柄ではあったものの，ものすごく背が高かったので，目の前に立ちはだかられたときの迫力は相当なものだったと思われます——。

　私はこの種の泥臭い臨床を好みます。そして，こうしたエピソードに触れるときにいつも思うのは，患者が面接室内で騒ぎ出したとき，患者をおいて部屋から出て行ってしまい，面接が終わるまで戻ってこなかったというウィニコットのことです。私には，これが攻撃性に対するウィニコットの脆弱性そのものに感じられるのです。果たして，私には考えも及ばぬ臨床的意義がこの行為の中に隠されているのでしょうか。ウィニコットはいつも本当に難しいなと思います。こう書くと私がウィニコットのことを評価していないように思われてしまうかもしれませんが，決してそんなことはありません。私にとってウィニコットは一番ではありませんが，やはり特別な分析家です。

　閑話休題。転移トレーサーがこのように2段階の介入からなる理由は，熱心な読者にとってはもう充分すぎるほど明らかかもしれません。この布石の段階を省いてしまうと，実際に治療関係が破綻しかけたときに「あなたは私のことを，過去に親しく付き合った人たちのように，最初はいい顔をして近づいてきておきながら最終的にはあなたに失望を与えるだけの人物として体験しておいでのようです」というような解釈を施すことになってしまいます。

　これがなぜよくないのでしょうか。そう，この解釈が「現在→過去」という後方視的な介入になってしまっているからです。これは，①「治療者は話題を逸らすことで，この場をごまかしによってやりすごそうとしている」という目的論的モードを活発化させ，患者をより激高させるか，②「なんでこの治療者は私のことがこんなにわかるのか。私のことは全部この治療者に丸見えになっているのではないか」という心的等価モードに由来する魔術的な信念が強化され，患者を非常に強い恐怖に陥れるか，③治療者への怒りとい

う「いま，ここで」の体験から引き離され，患者には全然ピンとこない過去の体験について無理矢理考えさせられるという医原性の解離を体験させられてプリテンド・モードが活発化されるか，といういずれかの結果をもたらします。どの場合も，患者のメンタライジングは十全に機能せず，治療継続はますます難しくなってしまいます。

よそ者的自己への臨床的アプローチ

（1）よそ者的自己と慢性抑うつ

メンタライゼーション理論における重要な病理であるこころの原始的モード——目的論的モード，心的等価モード，プリテンド・モード——に対する治療方略は，第9章，第10章である程度くわしく論じてきました。しかし，メンタライゼーションの観点で臨床を行う際に避けて通れない，もう一つの重要な病理であるよそ者的自己については，その治療的取り扱いがほとんど取り上げられていません。

よそ者的自己とは，主として養育者から不適切なミラーリングを提供され続けたことによって患者の中に取り入れられ，自己の内側から自己を攻撃するようになってしまったこころの一領域です。これは自己の一部でありながら，自己とは独立して動きまわるこころの一領域であり，自己がまとまっている感覚（凝集性）を著しく脅かす存在となります。たとえば，何か困りごとがあって誰かに相談しようとするたびに「そうやって，どうでもいいことでおまえは他人様に迷惑ばっかりかけやがって！」と自己を内側から罵り，否定してくる部分といえます（第7章，第8章参照）。

フォナギーらはこれを，幼少期の自己感ができあがっていく時代に養育者から不適切なミラーリングを提供されることによって生じるものとみなしています（Bateman & Fonagy, 2004）。しかし，私の臨床感覚からすると，この説明は必ずしも充分ではありません。こうした人生のかなり早い段階で愛着外傷を被り，その一環として不適切なミラーリングにさらされ，よそ者的自己が肥大化した人というのはたしかに存在します。しかし，臨床をしていて

しばしば出会うのは，成長過程のもう少し後期，すなわち小学校高学年～中学校～高校時代といった思春期の時期に何らかの外傷体験にさらされた群です。

そこには，近親者やそれ以外の対象からの性的外傷を受けた例や，学校等で長期間のいじめに遭遇した例，そして，親の意向にみずからを適合させるため，スポーツや芸術といった好きな活動を諦めたり，望まぬ進学先を選択したりすることしかできずに育ったかつての「よい子」など，さまざまな層の人たちが含まれています。

私は，日常臨床において，この第三群，すなわちかつての「よい子」たちがきわめて重要であると認識しています。臨床家の前に現れる彼／彼女たちは，押し並べて自尊感情が低く，他者に怒ることはまずありません。たまに怒ることがあっても，それを外に示すことはめったになく，たいていは黙ってその相手との関係を断ち切ることで怒りを表現します。そして，「○○大学に通っているくせに，おまえはこんなこともできないのか」，「こんな課題すらこなせないなんて，おまえは生きている資格がないのではないか」といったよそ者的自己に責め苛まれ，慢性的な抑うつを抱えています。

彼らには，そのときの症状の表現型に応じて，うつ病から摂食障害，アルコール依存などの嗜癖関連の障害，そして私が不全型BPD（池田，2012）と呼ぶ攻撃性が自分にだけ向かいほとんど他者を攻撃しない「大人しい」パーソナリティ障害（第4章参照）まで，さまざまな臨床診断が与えられますが，彼らの症状だけを表面的にみて対処しようとしても，多くの場合，あまりよい結果は得られません。

彼らの治療を前進させるためには，彼らが慢性の抑うつを抱えていることにできるだけ早く気づき，それをもたらしている病理の本態としてのよそ者的自己に焦点を当てる必要があります。逆にいえば，慢性の抑うつを呈している患者を治療する際には，常によそ者的自己の病理という視点からのアプローチを忘れないことが大事になってきます。この両者は，それほど密接に関連しているものなのだと私は考えています。

(2) よそ者的自己の治療―― BPD型の場合

さて，いよいよよそ者的自己の治療論ということになるのですが，実はベイトマンとフォナギーは，あまりこの点に触れていません。ここでは彼らの説明（Fonagy & Allison, 2014）をもとに，BPD患者に代表される外在化の激しいよそ者的自己の取り扱いについて説明しましょう。

彼らの説明によると，よそ者的自己は自己の内側にありながら自己を攻撃する不快な存在であるため，不可避的に外在化されます。それによって自己は仮初めの一貫性を手に入れるのですが，よそ者的自己を投げ入れられ，その受け皿となった人物は，患者にとって迫害的で恐ろしい人物となってしまいます。

MBTを実践する臨床家のスタンスは，患者による外在化を受け入れることです。つまり治療者は，迫害的で悪い対象であると患者からみなされることを受け入れるのです。しかし，攻撃的な言動や，性的に搾取するような行動を実際にとることはしません。そうしたかかわりが続けられることで，患者は次第に空想上の悪い治療者と現実の治療者とが同一ではないことに気づいていきます。換言すれば，患者の心的等価が和らいでいくのです。

それと同時に，過度に迫害的でない治療者の人物像が新たに患者の中に取り入れられていきます。これによって，過酷なよそ者的自己が書き換えられ，徐々に苛烈な迫害性が減じていくことが期待されます。

とはいえ，これは精神分析でいうところの，逆転移のマネジメントや，患者が投げ込んできた悪い対象のコンテインメントなどとほぼ同じことをいっているに過ぎません。そういう意味では，MBTとしてのオリジナリティは乏しい概念であるとみなさざるをえないでしょう。

(3) よそ者的自己の治療――慢性抑うつの場合

次は私が先ほど強調した，かつての「よい子」が長じて慢性抑うつを呈しているような場合です。このタイプのよそ者的自己の取り扱いについては，ベイトマンやフォナギーは明確には記載していません。しかし，この種の患者に対する臨床はいまの日本において非常に需要が高いと思われるので，何

とか考えてみたいと思います。

　このタイプの患者が，いわゆるBPD型と異なっているのは，よそ者的自
己を外在化しないという点です。彼らは，BPD患者の多くがそうするよう
によそ者的自己を身近な他者に投げ入れ，その人たちを悪い対象に仕立て上
げるということをめったにしません。他者を責める暇があったら自分を責め
るというのが，この群の患者の基本方針です。

患　者：昨日は「だからおまえは無能なんだよ！」という内なる声がひど
　　　　くて……かなりしんどかったです（注：念のために解説しておくと，
　　　　この内なる声は，どこか外部から聞こえてくる，もしくは伝わってく
　　　　る第三者性を帯びた声ではなく，あくまでも自分のこころの中にあり
　　　　ながら，自分ではコントロールできない自律性を備えた声として患者
　　　　自身に認識されているという点で，統合失調症の幻聴とは明確に識別
　　　　できます）。

治療者：きっかけは何だったのですか？

患　者：昨日は仕事の納期の日で。納期といってもお客さんに提出する納
　　　　期ではなく，課内納期っていうやつで，課長に提出して確認して
　　　　もらう日だったんですけど，仕上がらなくって……なんか迷惑ば
　　　　かりかけているなぁと思ったら，声が始まっちゃって……

治療者：なるほど。そうだったんですね。で，どうなのでしょう。実際に
　　　　あなたの仕事の出来は「無能」という表現が当てはまるべきもの
　　　　だったのでしょうか？　同じ仕事に取り組んでいた周囲の人たち
　　　　の仕事ぶりはどうだったのでしょう？

患　者：いや，それは……昨日は担当者の５人は皆残業で……実際に担当
　　　　分の仕事が全部終わったのは課内で１人だけだったんですけど
　　　　……

治療者：だとすると，あなただけの問題ではなかったのかもしれませんよ
　　　　ね。

患　者：それはそうなんですけど，あんまり他の人がどうだったとか関係

ないんですよね。あくまでも自分が迷惑をかけてしまったという

　　　ことが問題で，それでスイッチが入っちゃうんです。

治療者：課長のそもそものスケジュール設定が悪いとか，無茶な仕事を押

　　　しつけてきた取引先が悪いとか，思うことはないんですか？

患　者：うーん，そういうふうには思わないんですよね。課長はいろいろ

　　　配慮してくれていますし，やっぱり終わらない自分が悪いんだと

　　　しか……

　ある程度，予想されることではあるのですが，このタイプの患者は治療者
に対しても転移を生じにくいという特徴が認められます。

治療者：あなたを責めてくる内なる声の頻度も一時期より減ったとはいえ，

　　　このところ，ほとんど変化がないですよね。私の治療がよくない

　　　からあなたの状態が改善しないんだ，とか思ったりなさらない

　　　の？

患　者：そんなふうには思いません。先生が一所懸命やってくださってい

　　　るのはわかっていますし，結局，自分でもコントロールできない

　　　以上どうしようもないのかな，と。

　ベイトマンとフォナギー（Bateman & Fonagy, 2006a）は，他者との関係性の
もち方によって，患者を近距離型，標準型，遠距離型と3つに分類すること
を提唱しています。この分類に当てはめれば，私がここで論じている患者た
ちは，ほぼ遠距離型に重なることがわかります。彼らは，回避型の愛着パタ
ーンを示すことが多く，自分自身のこころと他者のこころとの間に常に明瞭
な線引きを施しています。誰からも傷つけられない代わりに，誰とも親密に
ならないという態度は，患者を柔軟性が欠如し硬直した存在にしてしまいま
す。

　患者は，上司や治療者について「配慮してくれている」とか「一所懸命や
ってくださっている」などと述べて，一見他者をメンタライズしているよう

にみえます。しかし実際は，患者は単に硬直した自身の人間観に従ってコメントしているだけ（「疑似メンタライジング」と呼びます。第12章参照）で，本当に相手のことをメンタライズしているわけではありません。

その状態から脱出するためには，介入を「いま，ここで」の関係に集約させ，治療者がみずからを素材としてプレイフルに差し出すことで，患者が自分と他者について本当にメンタライズする機会を提供していくしかないように思われます。

治療者：本当にそうですかねぇ。私があなただったら「この人，大丈夫かなぁ。実はヤブ医者なんじゃないのかなぁ」とか思っちゃうような気もするなぁ。

患　者：これだけ熱心に話を聴いてくださる先生がヤブ医者なはずありません。

治療者：何だか，私のことをヤブ医者だと考えることが，エライ罰当たりな行為だとでもいわんばかりの口ぶりですよね。私が自分でいってるんだから，そう思ってみても罰は当たらないんじゃないのかなぁ。

こうしたやりとりを何度も積み重ねていくことで，治療者は少しずつ患者のよそ者的自己を引き受けていきます。患者が安心して，治療者のことを「ちょっと悪い」対象と認識できるようになると，関係性も少しずつ変化していくでしょう。患者は，自分のためにあれこれ考えてくれている治療者と接しているうちに，治療者のこころの中にたしかに自分が息づいている，ということに気づきます。これを認識的信頼（Fonagy & Allison, 2014）と呼びます。

自分のことをこのように考え続けてくれている治療者がいるというこの気づきこそが，患者が治療場面外でも，新たな関係性に足を踏み出してみようという支えになります。その意味で，認識的信頼はMBTの重要な治療機序といえるのです。

おわりに

　MBTの治療の実際として，転移トレーサーの用い方と，よそ者的自己の
取り扱いについて具体例をもとに解説しました。そして，MBTの重要な治
療機序の一つである認識的信頼の概念を取り上げました。

　さてメンタライゼーションをめぐるこの旅も，いよいよ終わりがみえてき
ました。次章では，今回ちょっとだけ顔をみせた「疑似メンタライジング」
を始めとする非効果的なメンタライジングについてまとめてみます。

第12章

非効果的なメンタライジング

はじめに

前章で疑似メンタライジングという用語が登場しました。しかし，この言葉について充分に解説する機会がありませんでした。そもそも疑似メンタライジング以外にも，メンタライゼーションにはいくつかの失敗型があります。本章では，それらについて説明しておきたいと思います。

よいメンタライジングとは

まずは対比の意味で，よいメンタライジングとはどのようなものなのかを明確にしておきましょう。よいメンタライジングとは他者の思考や感情に対する次のような姿勢を指します。

(1) 曖昧さを認める

私たちのこころは目にみえないものです。ですのでメンタライズして推測するしか，そこに近づく方法はないわけです。

あなたが意を決して目の前にいる意中の人に告白したとしましょう。あなたの告白を聞いた相手は，俯いて黙り込んでしまいました。さあ，目の前にいるあなたの想い人はいま何を考えているのでしょう。

あなたの告白が嬉しくて，でも顔が真っ赤になってしまったのが恥ずかし

く，俯いてモジモジしているのかもしれません。そうだとしたら，とても喜ばしいことです。でも，そうではないかもしれません。あなたの告白を受け入れられないことの気まずさや心苦しさから，あなたを直視できなくなって下を向いているのかもしれないのです。

　原理的に私たちはどちらが正解なのかを判断することはできません。相手が顔をあげて，返事をいってくれるまで，答えがどちらなのかは確定できないのです。よいメンタライジングとは，このように常に曖昧さとともにあります。逆にいえば「決め打ち」はほとんど常に，メンタライジングがうまく機能していないことを意味することになります。

（2）猜疑的でない

　あなたが朝，いつもどおり職場に出勤したとしましょう。あなたが自分の机がある部屋に入ると，同じ部屋の同僚2人が小声で何かを話しながら笑っていました。しかし，あなたが入室してきたのを目にすると，ピタリと笑うのをやめてしまいました。さあ，あなたはどう思うでしょうか。

　おそらくここで気になるのは，同僚があなたの顔をみた瞬間に笑うのをやめたということです。「えっ，なんで私の顔をみたらやめちゃうの？」という思い。これがあなたの覚醒水準を高めてしまいます。覚醒水準が高まるとメンタライジング能力が下がるという話はこれまで何度も繰り返してきたと思います。

　メンタライゼーションに制止がかかると，私たちは他者の意図を広範に推測することができなくなります。そうすると，やってくるのがメンタライジング以前のこころの原始的モードです。このような場合は特に心的等価モードの活性化が目立ちます。「空想＝現実」の世界です。

　「あれ？　なんで私の顔をみたら笑うのをやめたんだろう」という疑問が「ひょっとして私のことで笑っていたのかな」という疑念になり，その疑念が「そうだ，絶対にそうだ。私のことをきっと2人でバカにして笑っていたんだ」という確信になってしまうのです。まさに，疑心暗鬼の世界といってよいでしょう。

反対に，よいメンタライジングとは，こういった場面でも猜疑的になることなく「どうして笑うのをやめちゃったのかなぁ。私の悪口？　でも昨日帰るときは2人ともそんな雰囲気じゃなかったよなぁ。たまたまなのかなぁ。私の誕生日が近いから私に内緒でサプライズの相談？　さすがにそれはないか。まぁ気にしていてもわかんないから，あとで機会があったら聞いてみよう」というように多様な選択肢の中を行ったり来たりできることを意味します。

（3）熟慮とリフレクション

　これは文字どおり，よく考えるということです。直前の例をみても，よいメンタライジングというのは，あれかこれかとじっくり考えているものであることがわかるでしょう。

　それに対して，よく考えないメンタライジングというのは，自動的あるいは黙示的なメンタライジングのことで，駅ですれ違いざま肩がぶつかった相手を思わず小突き返してしまって喧嘩になってしまう場合のように，即座に反応してしまうメンタライジングのことを指します。この種のメンタライジングに基づく言動は，たいていの場合「あんなことしなければよかった」とあとで後悔することになりがちです。

　とはいえ第1章でくわしく解説したように，本当に火急のときには，自動的（黙示的）メンタライジングによる「闘争−逃走」反応が生死を分けることにつながりますので，自動的（黙示的）メンタライジングを単純に悪者扱いすることはできません。

（4）視点の交代

　視点の交代とは相手の立場に立って考えてみることをいいます。自分の視点からしか物事を考えることができないと，当然ながら，対人関係において自己中心的な理解と主張を展開しがちです。

　批判されたと思って相手の言動に腹を立てたとしても，一呼吸置いて「どうしてこの人はこんなことをいうのだろう」と考えてみることで，「あー，

そうか。これは私への批判ではなくて，この人の上司に対する不満がこうや
ってちょっと攻撃的な愚痴になって出てきているだけなのかもしれないな。
じゃあ，ちょっと慰労するような言葉でもかけてみるか」というような別の
理解が得られることはよくあることです。

(5) 純粋な興味

これは「自分／相手は，いま何を思っているのだろう」だとか，「自分／
相手は，なぜいまこんな言動をとってしまっているのだろう」といった感じ
で，自分や他者のこころに興味をもち続けることをいいます。

MBTの開発者であるベイトマンは来日した際のどこかで，MBTのスタン
スを取り入れた治療者の特徴は，（相手が境界パーソナリティ障害や反社会性パ
ーソナリティ障害といった重度の関係性の障害を呈する患者であっても）臨床を
楽しめるようになることだ，といっていたことがあります。

こころに関心を向けることで，自分や他者がなぜあんなことをいったり，
こんなことをしたりしてしまうのかということが推測／想像できるようにな
り，そうすると対人コミュニケーションを含む日々の生活が前よりも穏やか
で過ごしやすくなっていきます。それによって周囲の人との関係性がますま
す改善されていくというよいサイクルが生まれます。こうした好循環を経験
すると，患者も，そしてそれに付き添う治療者も，メンタライズすること自
体がだんだん楽しくなるのです。

これが定着すると，対人関係で波風が生じたときに咄嗟に自動的メンタラ
イジングで反応してしまうのではなく，まず「自分はいま何を感じているの
だろう」，「この人はいま何を考えているのだろう」と考えてみる視点が備わ
っていきます（もちろん人間は神様ではないので，24時間365日これができるわ
けではありません）。こうした自己や他者のこころに向けられる純粋な興味。
これがよいメンタライジングを支えています。

(6) 発見に開かれていること

自分の感情や信念（思い込み）にとらわれていて，なかなかそれを放棄で

きない人というのがいます。皆さんも学校や職場で，何度説明しても「いや，でも自分はこうだから」といったまま自説を曲げない人に出会ったことがあるのではないでしょうか。こういう人と一緒に何かをしようとしても，物事は驚くほど前に進みません。

それはこういった人たちに，他者と出会うことで自分が変化するという感覚がないためです。それまで自分が知らなかったこと，自分のそれまでのやり方や考え方とは異なるけれど価値のあることを，他者がもたらしてくれて，その結果，新たな気づきを得る——つまり発見をもたらしてくれる——ということに対して，自分を閉ざしてしまっている人たちといえるでしょう。自分が変化させられてしまうことが怖くてたまらないのです。

よいメンタライジングとは，上述したとおり，曖昧さを受け入れたものです。これは自分が正しいという思い込みを留保する姿勢へとつながります。自分のいまの認識や判断は正しくなくて，もっと適切なものがあるかもしれないと常に念頭に置いて考えることができるということです。「もっと適切なもの」，すなわち「新たな気づき」に常に開かれているものです。「あー，自分はこのことに怒っていたのか」とか「この人はこんなふうに考えていたんだ。そうかぁ，世の中，こういう視点もあるんだなぁ」といった気づき（発見）は，必然的に自分を変えてしまう可能性を秘めています。それに耐えられないと，私たちは容易に，自分の考え，やり方が絶対正しいのだ，という独断や傲慢に陥ってしまうでしょう。

（7）寛容さ

発見に開かれた姿勢を保つためには，寛容さが不可欠です。なぜならば，他者の思考や感情に触れて自分のありようを変えるという営みには，他者の思考や感情を自分のそれと対等なもの，同程度の価値を有するものとして尊重する姿勢がどうしても必要になるからです。少し考えてみればわかることですが，私たちは，相手のことを自分より劣った存在だと思っている場合，そのような劣った存在である相手の意見を取り入れようという気持ちにはなりません。

これは幼児と親との関係をみていれば明らかでしょう。親には幼児の安全や生命を守る責任があります。幼児があまりにも危険なことを主張している場合，親はたとえ子どもがどんなに泣き叫んだとしても，自分の考えを変えようとは思わないでしょう。ここでは，非寛容さが子どもの命を守ることに直結しているのです。

　ここで大事なのは，この局面で「劣って」いるのは幼児の判断能力であって，子どもの存在そのものが劣っているわけではないということです。心身の発達にともなって，子どもの判断能力もまた発達していきます。親がそのことに気づかず，いつまでも子どもの判断能力を自分より「劣った」ものとみなし続けると，思春期以降に壮絶な衝突が起こることになります。

　親は，少しずつ非寛容の程度を緩めて，自分の思考や感情と子どものそれとを対等なものとみなして，子どもに接していくようにしなければいけません。子どものこころをきちんとメンタライズできるようになるためには，こうした寛容さが必要になるということです。

　このように「発見に開かれていること」と「寛容さ」には密接な関係があります。中途半端な海外生活を送ってきた人が，自分が学んできた外国流のやり方だけを正しいと主張して，他の人の意見ややり方を見下して否定するので組織が機能せず困っている，というような話を時折見聞きすることがあります。これなども発見に閉ざされていることと不寛容さとが不可分であることを示す代表的な例として挙げることができるでしょう。もちろん，海外で学んだり働いたりしてきた人の中には，日本の組織の伝統を尊重しつつ，自分の意見も上手に組織運営に反映させて大活躍している人がたくさんいることはいうまでもないことです。

(8) 予測可能性

　よいメンタライジングのもとでは，現在と未来は一本の糸でつながっています。つまり，よいメンタライズをしている人の言動はある程度まで予測可能です。

　仕事で嫌なことがあった日の夜，悔し涙を流しながら，そのときの体験に

ついて語っている恋人の話に耳を傾けている人物のことを想像してみましょう。その人物がよいメンタライジングを行っているなら，私たちはその人物の数分後の言動を予測することができます。

皆さんもちょっとチャレンジしてみてください。

その人物は恋人の頭を優しくなでるかもしれません。恋人をそっとハグするかもしれません。あるいは恋人の話に深くうなずきながら，一緒に悔し涙を流すかもしれません。人のこころは目にはみえないので，答えを一つに絞ることはできませんが，ある幅の中で予測することが可能なのです。

もし数分後にこの人物が怒って席を立ち，恋人を残して部屋から出ていってしまったとしたら，この人物がよほどおかしなメンタライジングをしていると考えざるをえません。予測していた文脈とはあまりにかけ離れた行動だからです。面接中に突然，患者が怒り出した場合などもそうですが，目の前の人が急に想定外の言動を取り始めたというときには，その人のメンタライジング能力が一時的に低下している可能性をまずは念頭に置くべきです。

このように，よいメンタライズは，対人関係上の文脈を過去，現在，そして未来へと適切につないでいくという役目を果たしています。

非効果的なメンタライジングとは

ここからは非効果的なメンタライジングについてみていきましょう。とはいえ，それらはよいメンタライジングの裏返しと考えられるので，実はもうかなりの部分を説明してしまったともいえるのですが。

非効果的なメンタライジング，いわゆるメンタライゼーションの失敗には，次の4つのパターンがあります（Fearon et al., 2006）。

(1) 具象的理解

メンタライゼーションは，①自分や他者のこころに思いを馳せること，および②人の行為という表面的な（目でみえる）事象をその人のこころという内的な（目でみえない）観点と関連づけて考え理解すること，という2つの

視点から定義されますが，この両方が失敗しているものを具象的理解といいます。

患　者：最悪ですよ。昨日，妻と大ゲンカしちゃって。まったく，なんなんだよ，あの野郎。

治療者：そうでしたか。そういう状況でも面接にはきちんといらしてくださったんですね。どうでしょうか。今日はその話をできたらと思うのですが。

患　者：その話ってケンカの話ですか。まぁ，いいですけど，話すことなんてありませんよ。

治療者：ケンカが起こる前に時計を巻き戻してみましょう。何が起こったのか，ケンカになる前から教えてくれませんか。

患　者：何って……，暑かったからですよ。他に理由なんてないでしょ。

この「ケンカをしたのは暑かったからだ」という思考が具象的理解です。この面接の続きから，もう一つ例をみてみましょう。

治療者：いやいや，たしかに昨日は暑かったですが……，暑かったというだけではケンカにならないのではないかと私は思います。まぁ，そう面倒くさがらず，もう少し付き合ってください。ケンカの始まりを教えてください。どっちから始めたケンカなのですか。

患　者：あっちですよ，あっち。「なんで子どもを殴るんだ」って血相を変えて詰め寄ってくるから。

治療者：お子さんを殴ったのですか。

患　者：殴ったっていっても，ゲンコツですよ，ゲンコツ一発。そんなボコボコになんてしてませんよ。

治療者：それはまたどういう事情でしょう。

患　者：夜の9時をとっくに過ぎてるのに，いつまでも寝ないからですよ。

治療者：なるほど，そういうことでしたか。お子さんはいつも9時に寝る

のでしたっけ。

患　者：そりゃ5分くらい遅れることはありますけど。でもだいたい寝て
　　　　ますね。昨日はもう10時になりそうだったから。

治療者：なるほど，ではわりと珍しい状況だったわけですね。昨日のお子
　　　　さんは，なぜ9時に寝なかったのですか。

患　者：本人は勉強が終わんないとかいってましたけどね。そんなの，こ
　　　　っちには関係ないんで。

治療者：そもそもなんで9時に寝ないといけないんでしたっけ。

患　者：そんなの，子どもは9時に寝ることになってるから，9時に寝な
　　　　くちゃいけないんでしょうが。

　この「9時に寝ないといけないのは9時に寝ないといけない決まりがある
からだ」という外的な決まりごとへの過度のとらわれも，具象的理解の一つ
です。両者に共通しているのは，考えることを回避する姿勢です。まるでこ
ころというものが存在していないかのように，即物的に物事を理解してしま
っているのです。この背景には，目的論的モードの活性化があることが推測
されます。

(2) 文脈特異的なメンタライジングの喪失

　これはある状況に特異的なメンタライジングの喪失のことを指します。普
段は特に大きな問題もなくメンタライジングできている人が，ある特定のス
トレス下や，ある特定の人とかかわるときだけ，メンタライジングの機能不
全を呈するというパターンです。

　たとえば家庭内暴力でしばしばみられるように，ひきこもりの子どもが他
のきょうだいや父親に対してはビクビクした様子でほとんどかかわろうとし
ないのに，母親に対してだけはあれこれ要求を出し，意に沿わない応答をす
ると暴力をふるう，というようなパターンを想定してみてください。

　ここでは，母親を相手にしたときに限定された，文脈特異的なメンタライ
ジングの喪失が認められます。ひきこもりの子どもにとって，母親との関係

は特別に近しい関係であるため，ちょっとした見解の齟齬も「自分を産んだ母親のくせに，なんでこんなこともわからないんだよ！」という気持ちが前面に出てしまい，母親をメンタライズすることができなくなってしまうのです（第1章参照）。

他にもたとえば，伴侶からの暴力で離婚経験のある臨床家は，パートナーから暴力を受けている患者と接しているときだけ，過剰にあれこれとかかわってしまって，かえって患者との関係性がこじれてうまくいかなくなってしまうというようなことがあるかもしれません。これなども，夫婦（恋人）間暴力という文脈で特異的にメンタライゼーション能力を失ってしまう例と考えられます。

（3）疑似メンタライジング

疑似メンタライジングとは，こころについて考えてはいるものの，本物のメンタライジングに備わっているいくつかの本質的特徴を欠いているものをいいます。たとえば，人のこころの曖昧さを無視して，「あの人はこう思っているに違いない」と決め打ちするような場合です。そういう意味では，前述の「よいメンタライジングとは」の中で示したメンタライジングの失敗例の多くは，この疑似メンタライジングに属していることになります。

疑似メンタライジングには，さらに4つの型があります。

（a）発達的に早期の視点を保っていること

これは先ほどの「寛容さ」についてのところで例示したようなメンタライジングの失敗のことで，端的には「子ども扱いをしたメンタライジング」といえます。年齢相応の存在としてメンタライジングすべきところを，もっと小さい子どもであるかのようにメンタライズしてしまうのです。

幼稚園，小学校と息子の送り迎えをしていた母親が，そのときの息子が喜んでいた記憶をもとに「きっと喜ぶだろうから」とメンタライズして，大学生になった息子の送迎をしようとすれば，息子からは蛇蝎のごとく忌み嫌われても仕方のないことです。

こうした「子ども扱い」は家族内で起こりえるのは当然ですが，職場でも

上司と部下との間で認められることがあります。上司としては「あいつには まだ無理だろうから」という判断のもと，よかれと思ってした助言や指導が， 部下のほうからすれば「それに関しては，もう把握できているし，自分なり の対処のノウハウもできているので，余計なことはいわずに見守っていてほ しいんだけれど，やっぱり『こいつはできないヤツだ』と思われてるのかな ぁ」という具合で，低く評価されているように体験されてしまう場合です。 結果的に両者のすれ違いを生んでしまうことにつながるわけです。

（b）侵入的メンタライジング

いわゆる「決め打ち」のことで，他者が何を考え，何を感じているのかが 自分にはわかっているという姿勢を指します。

境界パーソナリティ障害（BPD）の患者が，治療者に「ほら，やっぱり先 生も私なんかもう来なくなればいいと思っているんでしょ」と怒り出すよう な場面や，恋人同士がケンカして「どうせこんな面倒くさいヤツとなんかさ っさと別れてやるって思ってるんでしょ」と叫んでいるような場面を想定し てもらえればよいでしょう。

臨床家が診察室や面接室の中でこうした決め打ちにさらされる場合は，臨 床家のほうでもある程度の訓練を受け，経験を積んでいるので，多少なりと も対処はしやすいのですが，プライベートでこうした「決め打ち」をされる と，自分のこころの中に土足で入ってこられて，素手で乱暴にいじくりまわ されるような不快感が惹起されます。

侵入的なメンタライジングの中でもより有害度の高いものは，事実そのも ののメンタライジングは合っているのに，それに関する相手のニードを読み 間違えていて，最終的には相手をメンタライジングできていないということ が明らかになる場合です。

たとえば，思春期の息子を抱えるある母親が日頃の子どもの言動から「ど うもウチの息子は○○ちゃんという同級生のことを好きらしい」と推察した とします。そして，実際にそのとおりなのです。それなので，この母親は息 子が誰を好きなのか，という事象そのものは正しくメンタライズしているの です。

ところが息子のほうでは，そのことを母親に知られたくないと強く思っています。しかし，母親はそのことにはまったく思いを馳せることができず，家族全員での夕食の際に「□□君は○○ちゃんのことが好きなのよね」などと暴露してしまうわけです。

息子は，母親にばれていたという事実に傷つくうえに，それを家族全員にばらされることで恥をかかされたと思い，二重に傷つきます。これが子どもにとってものすごく侵入的な行為であることは明らかでしょう。

このように侵入的メンタライジングは，自分の言動が他者に与える影響に無自覚なまま行われます。そして，その基盤となっているのは，心的等価モードです。

（c）過活動的メンタライジング

これは，自分や他者のこころについて，どのように考え，何を感じているのかということをとても熱心に語るものの，現実とほとんど，あるいはまったく連動していない語りを指す用語です。

分析的なセラピーにおいて，患者はああでもないこうでもないと一見内省的に自己の内面について語るのに，その患者を取り巻く現実状況は何も変わらないというような場合とか，ある相手を喜ばせようと相手の内面についてあれこれと推察するのだけれど，相手のニードをほとんどとらえておらず「忖度」の押し売りのようになっている場合などがあります。

これはプリテンド・モードを基盤とした，疑似メンタライジングです。

（d）完全に不正確な帰属

疑似メンタライジングのスペクトラム上の極北に位置するのが，この「完全に不正確な帰属」です。これは不正確なメンタライジングの押しつけであり，侵入的メンタライジングのより強力なヴァージョンともいうことができます。

たとえば，あるBPDの患者は前の週の面接で，仕事がうまくいかず，いかに自分が惨めだったかという話をしていました。そしてその日の面接では，夫との関係がいかにうまくいかないかという話をし始めました。治療者には，それは前回の面接と同じテーマに思われました。それなので，治療者は患者

に共感的承認を与える意図で「仕事と家庭という違いはありますが，先週と同じようにとても惨めな思いをされたようですね」と伝えました。すると患者は急に激高して「惨めだなんて人をバカにして！ 先生は私を怒らせるつもりなんですか!!」と叫んだのでした。患者の苦しさを拾い上げようという治療者の意図は，患者をわざと怒らせようとしているという治療者の想定をまったく離れた意図に読み替えられてしまったのです。

　あるいは，圧倒的な恐怖に支配されて反抗することもできず，黙って従うことしかできない性的虐待の犠牲者である少女に，加害者である義理の父親が「おまえだってお父さんにこうして可愛がってもらえて嬉しいだろう」と声をかける。こういう子どもの感情を一切否認するようなメンタライジングの押しつけも，ここに属します。

(4) メンタライジングの誤用

　最後にメンタライジングの誤用です。これは他者メンタライジングそのものは正確なのですが，その正確なメンタライジングで得られた知識を，他者を騙したり操作したりするために悪用する場合を指します。

　たとえば，「孤独と孤立を極度に恐れている」というある人の内面を正確にメンタライズしたうえで，その知識を悪用し，「仲間外れにされたくなかったら，駅ビルの中に入っているあの店からアクセサリーを万引きしてこい」と脅すような行為のことです。

　この方策は，いわゆる精神病質者でしばしば認められます。前頁で示したとおり，侵入的メンタライジングのより有害なヴァージョンが，メンタライジングを用いて得られた知識を用いて無自覚に対象を傷つけているのに対して，メンタライジングの誤用では，メンタライジングで得られた知識を自覚的に悪用しているという点が大きく異なっています。

おわりに

　非効果的なメンタライジングについて，具体例を挙げながら説明しました。メンタライゼーションの失敗と一言でいっても，中味はさまざまです。最初

から全部を覚えようと思うと大変ですし，その必要もないと思いますが，実際に臨床場面で患者がメンタライジングできなくなる瞬間に遭遇したあとで，いったいどのタイプの非効果的メンタライジングだったのだろうと振り返るようにしていくと，自然と違いが身についてくることと思います。

　次章はいよいよ最終章となります。メンタライゼーションについて，いま一度総合的に考えてみることにしましょう。

第13章

メンタライゼーションの意義と価値

はじめに

　本書もいよいよ最終章ということになります。ここではメンタライゼーションについて振り返り，なぜ，いまメンタライゼーションなのか，という素朴な疑問について改めて向かい合ってみることで，いままでのまとめとしたいと思います。

メンタライゼーションとは

　いまさらと思う読者もいるかもしれませんが，念のため，もう一度確認しておきましょう。メンタライゼーションとは，①自分や他者の心的状態に思いを馳せること，および②自分を含む人の行為という表面的な（目でみえる）事象をその人のこころという内的な（目でみえない）観点と関連づけて考え理解すること，をいいます（第1章参照）。

　そして，そのことに焦点を当て，患者のメンタライジング能力を向上させることを目指す治療をメンタライゼーションに基づく治療（MBT）と呼びます。もう少しくわしくいえば，ジョン・G・アレンとフォナギー（Allen & Fonagy, 2006）は，MBTを2つに分けて，特定のマニュアルと訓練に基づくパッケージ化された治療であるメンタライゼーションに基づく療法（mentalization-based therapy）と，治療の形態を問わずプロセスの中でメンタ

ライジングを意図的に取り上げることでその促進を目指す治療であるメンタライゼーションに基づく治療（mentalization-based treatment）とに区別化しています。

　もっとも，この識別はわかりやすいものではないため，一般化しているとはいいがたいところがあります。上地（2015）は，後者のいわゆる汎用的なMBTをメンタライジング・アプローチと呼ぶことを提唱しています。読者はあまり細かな名称などにはとらわれず，メンタライジングを意識した治療にもある種のスペクトラムがあるということさえ押さえておいてくれれば問題ないと思います。私も，本章ではとくに治療の強度（メンタライジング的介入の度合いの濃淡）にかかわらず，広い意味でMBTという言葉を使うことにします。

　さて，そのMBTですが，開発者であるベイトマンとフォナギー（Bateman & Fonagy, 2006a）は，しばしばこの治療アプローチのことを，もっとも「新規性や革新性を欠い」たものであると評し，米国側の代表的研究者であるアレン（Allen, 2012）は「素朴で古い療法」と呼んでいます。

メニンガークリニックとMBT

　本書ではあまり触れてこなかったので，ここで少し米国でのMBT発展の流れについても記載しておこうと思います。米国でのメンタライゼーションの受容は，かつてカンザス州トピカにあり，現在はテキサス州ヒューストンに居を移したメニンガークリニックを中心になされてきました。

　米国の医療経済システムの疲弊により，売りにしていた力動的な長期入院治療が成り立たなくなり，大幅な規模縮小を余儀なくされてしまいましたが，トピカ時代のメニンガークリニックは精神分析／力動精神医学の一大拠点として全米に名を轟かせていました。日本からも土居健郎，小倉清，岩崎徹也，高橋哲郎，岡野憲一郎といった精神分析家たちが在籍／留学していたことはご存知の方も多いでしょう。第2章に登場した本邦へのメンタライゼーション理論の導入者であり，私の精神分析の恩師に当たる狩野力八郎もメニンガ

ークリニックへの留学経験者です。

メニンガークリニックでは，1990年代の後半からメンタライゼーション理論の実践と臨床研究に着手し始めました。その際のメニンガークリニック側の窓口が，先述したアレンであり，思春期青年期の臨床で有名なエフライン・ブライバーグといった人たちであり，招聘されてメニンガークリニックに乗り込んだのがフォナギーです。この間，フォナギーはロンドンとメニンガーとを頻回に往復する多忙な生活を送りました。

ワイン醸造の世界では，1990年頃から「フライング・ワインメーカー」と呼ばれる人たちが注目を集めるようになりました。フランスやイタリアといった伝統的ワイン生産国以外でもワイン醸造がさかんになるにつれ，そうした新世界のワイン生産者たちは，みずからのワインの品質を世界水準まで高めるため，ミッシェル・ローランやドゥニ・ドゥブルデューといったフランスの有名ワインコンサルタントと契約し，ワイン醸造に関するアドヴァイスを求めるようになったのです。

こうした著名コンサルタントは，飛行機で複数の大陸を股にかける醸造家としてフライング・ワインメーカーといわれるようになったのです。これになぞらえれば，フォナギーはまさに「フライング・アナリスト」といえるでしょう。

このフォナギーとメニンガークリニックとを結びつけたきっかけの一つが，1994年に東京で開催された世界乳幼児精神医学会の東京地方会でした。懇親パーティの席上，狩野がメニンガークリニック留学時代の友人ブライバーグをフォナギーに紹介したのです（狩野，2008）。もちろん，狩野はメニンガークリニックでの研究計画にはまったくかかわっていないので，実際にその後の交渉がどのようにもたれたのかは不明です。しかし，メニンガークリニックからの発信がなければ，メンタライゼーション理論がこれだけ急速に世界規模で広まっていなかったのはまず間違いのないことといえます。いまのメンタライゼーション理論の発展に日本がこのような形でかかわっていたのかもしれない，というのはちょっとばかりロマンを感じさせる話ではないでしょうか。

メニンガークリニックにおけるメンタライジングの臨床応用は，境界パーソナリティ障害（BPD）の治療を超えてさまざまな領域に及んでいます。例を挙げてみれば，アレンによる心的外傷治療への応用（Allen, 2012）や，ブライバーグによる危機にある専門家向けの治療（Bleiberg, 2006）などがあります。これらについては後半でもう一度触れようと思っています。

なぜ，いまメンタライゼーションなのか

本題に戻って，このように新規性を欠いた素朴な治療アプローチに，なぜ，いま，このような注目が集まるのか，という問いに向き合ってみましょう。

(1) 道具的価値

道具的価値とは，あるものが何か別の目的のために役に立つ，つまり価値をもつ，ということを意味する哲学用語です。たとえばスマートフォンは，電話をかけたり，メールをやりとりしたり，インターネット上の情報にアクセスしたりできることに価値——すなわち，道具としての価値——があるのであって，スマートフォンそのものには部品に使用されているレアメタル以上の価値はありません。

メンタライゼーションという概念には，道具的価値があります。つまりメンタライゼーション（あるいは，メンタライズやメンタライジング）という言葉を使うことによって，ある対人状況をきわめてわかりやすく説明することができるのです。

たとえば，父親が「先生，なんでこの子は家内にばっかり当たるんでしょうか。外では借りてきた猫みたいに大人しい子なのに……」と相談してきたときに，治療者はメンタライジングという概念を道具として使うことによって「あー，お父さん，それはですね，○○君がそれだけお母さんを普段から頼りにしているということなんです。近しい関係であればあるほど，メンタライジングは低下しやすいんです」と応じることができます。

これをもしメンタライジングという言葉を使わないで説明するとしたらど

うなるでしょう。「えーとですね。これには複雑な事情がありまして……。私たちには愛着というシステムがありまして。……いいえ，これは私たちが皆，生まれながらに備えているシステムでして，はい。……いや，もちろん，人によって愛着の安定度には違いがあるんですね。大きく4パターンに分けられるといわれていますけれども，まぁそういうシステムがあるわけです。で，これは私たちが不安にさらされたときに活性化するシステムで，愛着対象といいますけれども，人の場合はだいたいは親御さんですよね，その親御さんにくっつくことで不安から逃れようというシステムなんです。ほら，アフリカの野生動物なんかを映像でみると，子どもは常に親のそばにくっついていますよね。そうすることで外敵に捕まって食べられてしまう確率を減らせるわけなんです。同じように人も不安にさらされると，そうやって親やそれに代わる人の保護を求めようとしてそばに近づいていくんです。○○君もそのとき何らかの理由で不安になって，近くにいらしたお母さんの保護を求めようとしたのだと思います。ただですね，お父さん，このときに非常に重大な問題が生じるんですよ。愛着システムが活性化するという状況は，いわば緊急警報が鳴っているような状態と考えていいわけですから，このときに私たちは自分の身を守ることが最優先になってしまい，いつもどおりに考えることができなくなるんです。だいたいこういうときには『自分はいま，こういうことで困っていて，こういうふうに思っているんだから，お母さんだってきっとこういうふうに思っていてくれるはずだ』という感じで，自分の気持ちを相手に押しつけてしまいがちです。相手のこころについて余裕をもって考えてあげるだけのゆとりがなくなるんです。でもお母さんはお母さんで一人の独立した人間ですから，必ずしも○○君の望みどおりに考えて反応するわけではありません。そうすると○○君の中では『お母さんのくせに，どうして自分の思ったとおりの反応をしてくれないんだ』という混乱が起こって，怒りのコントロールができなくなってしまうんです」というような説明を延々と続けないといけないことになります。

　メンタライズという概念を道具として患者や患者家族と共有することで，こうした手間は大幅に削減されます。それだけでなく，たとえばグループワ

ークの場面などで，患者同士が「おー！　いいメンタライジングだねぇ」とか「あっ！　それ，メンタライズ失敗でしょ」と，お互いのメンタライジングを評価できるようになります。もちろん，これは個人療法においても可能ですが，治療者－患者関係という上下の勾配を帯びやすい関係よりも，患者同士の対等な関係での指摘のほうが受け入れられやすいように思われます。

　さらに他者を評価し，また他者から評価され，という作業を繰り返していると，こうしたスタイルが内在化され，メンタライズの自己評価ができるようになっていきます。患者は「いやー，そこでメンタライズに失敗しちゃったんですよね」と自分で自分の言動を評価できるようになっていくのです。

　このようにメンタライゼーションという概念には道具的価値があります。そして道具的価値の特徴は，教えることが可能だという点にあります。つまり，メンタライゼーションは心理教育が非常に効果をもつ領域なのです。心理教育は近年の精神保健領域における介入手法として，とりわけ多用されているものの一つであり，その意味でメンタライゼーションは現代の支援者の多様なニーズを満たすツールとなりえるのです。メンタライゼーションの心理教育に用いられる資料も訳出されている（Allen et al., 2008b）ので，関心をおもちの方は参照していただきたいと思います。

(2) 現代の臨床トレンドとメンタライゼーション

　精神科ではその時々で注目を浴びる疾患に流行り廃りがあります。第4章でも描いたように，わが国におけるこの10年ほどの流行は，なんといっても発達障害です。さすがに最近は過剰診断を懸念する声があちこちから聞こえてくるようになってきましたが，臨床現場では相変わらず自閉スペクトラム症や注意欠如・多動症の診断が多用される傾向にあります。

　さて，発達障害の患者もメンタライジングの問題を抱えています。彼らが示す社会的，伝達的な機能障害はマインド・ブラインドネス（Baron-Cohen, 1995）と呼ばれ，「心の理論」課題の失敗などで端的に示されます。そして，発達障害者のメンタライジングの問題を器質的マインド・ブラインドネスと考えれば，BPD患者のメンタライジングの問題を力動的マインド・ブライ

ンドネスと考えることが可能になります。もちろん両者の異同についてはさらなる研究が必要となるのですが，メンタライジングを器質的なものから力動的なものまでを含む一連のスペクトラムで考えるという視点は，この領域の探究を学際的に進めていく際の一つのキーワードになると思われます。

一方で，ここ5年ほど，密かにしかし確実に注目を浴びるようになってきている領域が，心的外傷の領域です。ただし，この議論で取り上げられる心的外傷は，阪神・淡路大震災や地下鉄サリン事件を機に注目を浴びるようになった心的外傷後ストレス障害（PTSD）や，2000年から2010年頃までわが国でも比較的取り上げられることの多かった解離性同一性障害に代表される解離の病理を引き起こすような大規模な外傷ではない，というところに特徴があります。

第4章で複雑性トラウマあるいは複雑性PTSDについて触れました。複雑性PTSDの診断基準では，その外傷体験の深刻度が生命にかかわるレベルのものであることが強調されていますが，この文脈で私が強調したい心的外傷とは，生死にかかわるような規模のものではない，もっと小さな，しかししばしば反復的な外傷のことを指します。そうした小さな外傷は，精神疾患の直接の原因というより，その他のさまざまな精神疾患に対する脆弱性を高めるという，ある種の背景因子として作用します。うつ病，パニック症，アルコール依存症などの難治例の成育史を改めて洗い出してみると，こうした小さな外傷の経験者であったことが判明することがしばしばあり，彼らにはそうした外傷に配慮した臨床アプローチが必要とされます。BPD患者の背景に愛着外傷をみるというMBTの発想も，まさにこの流れの一つと考えることができるでしょう。

ここで強調しておきたいのが，メンタライゼーション理論はこうした二大流行の尻馬に乗っかっているだけのものではないということです。発達障害にしても心的外傷論にしても，病因の外在化を強調するあまり，問題に向き合う自己の主体性を弱体化させてしまう場合があります。「生まれつきの脳機能異常なんだから，自分は関係ない」とか「あの事故が原因なんだから，自分にどうこうできる問題じゃない」といった姿勢は，患者を葛藤から回避

させ，一見，心的負荷を軽減させます。しかしながら，主体がこの姿勢を取り続けている限り，事態の本質的展開はなかなか起こりえないように思われます。

　メンタライゼーション理論は，彼らの問題をもう一度こころの文脈に差し戻して考えてみることを促進します。たとえ相当に器質性の要素が強い発達障害者であっても，二次障害に対してこうした理解が効果をもたらすことは充分にありえます。本当は愛着外傷によって情動とコミュニケーションに障害を抱えた子どもが，誤って自閉スペクトラム症と診断されていたような場合には，この効果が絶大なことはいうまでもありません。

　「常にこころについて考える」というメンタライゼーションの姿勢は，発達障害や心的外傷の問題に対してある種の異化作用を有しており，独自の臨床的有用性をもつといえます。

(3) 社会的格差とメンタライゼーション

　近年の新自由主義の隆盛は，社会にいままで以上の格差をもたらしています。一方に，社会的，対人的，経済的に恵まれず，非常に不遇な環境で生まれ育つことを余儀なくされる人々がいれば，もう一方には，世間の好景気不景気に関係なく，華やかで豊かな生活を送るセレブリティたちが存在します。

　このような社会状況では，与えられた環境があまりに違いすぎて，その両者に共通して適用できる心理社会的アプローチなど想像するだに難しいかもしれません。MBTはそうした格差に適応できる潜在力を秘めた，有力なアプローチといえます。

　そもそもMBTがBPD，なかでも愛着外傷を抱えたBPDのために開発された臨床アプローチであることは本書で何度も触れてきたことです。MBTの一つの特徴は，こうした成育史上の逆境を抱えた人——前述の格差でいえば，どちらかといえば下のほうに位置することが多い人——に配慮した治療であるという側面があります。これは単にBPDの治療だけでなく，母親自身が虐待サバイバーであるとか，何らかの障害を抱えているとか，経済的に恵まれないといった困難を抱えた家庭に，出産前から定期的に介入して母子双方

の健康維持を目指す母子養育プログラム（「マインディング・ザ・ベイビー」プログラム）という形で運用されています。

　一方で，社会の上層に対しては，前述したメニンガークリニックの「危機にある専門家」プログラムがあります（Bleiberg, 2006）。これは医師やその他の精神保健専門家，弁護士，教員，宗教指導者などの高学歴者や，スポーツ選手，芸能人，芸術家など個人の才能を飯の種にしている人たちを対象とした入院治療プログラムです。

　実はこうした専門家には，完璧主義でプライドが高く，失敗を極度に恐れるという傾向が散見されます。彼らにとって，こころの問題について他者に相談することは，その人に「弱みをみせる」ことに直結してしまい，何か困難に直面したときに支援を要請することがなかなかできません。MBTは，こうした人たちのナルシシズムを極端な傷つきから守り，メンタライジングは刺激しつつも極端な過覚醒に陥らせることなく自己調整能力と衝動制御能力とをゆっくり育んでいくうえでとても有用です。

　このように社会階層の上から下までを一つの理論で広く見渡すことができるというのも，メンタライゼーション理論の現代的意義の一つです。

（4）内在的価値

　内在的価値とは，道具的価値の対義語で，その存在そのものに価値があることをいいます。メンタライジングに道具的価値があることは充分に示してきました。最後に残された問いが，メンタライジングには内在的価値があるのか，というものです。

　私は精神分析を専門とする臨床家なので，まずは精神分析にとってのメンタライゼーションの価値を考えてみたいと思います。ここまで付き合ってきてくれた読者の皆さんにはおわかりのように，メンタライゼーション能力を獲得するということは，単にこころの状態に名前をつけられるようになる（感情の言葉化と心的自己の形成）というだけではありません。自分と親とは別個の人間であり（自他の識別），そこには越えられない壁があること（世代間の境界感覚）を認識すること，欲求不満——たとえば空腹——を我慢でき

るようになること（自己調整），希望をもつ能力——たとえば空腹は母親からの授乳によって必ずのりこえられると信じること——などさまざまな現象の複合的達成なのです（第5章参照）。

　このように考えると，以前に私が強調したように，実はメンタライゼーションの達成とはエディプス・コンプレックスの達成とほぼ同義であることがわかるでしょう（池田，2013）。

　精神分析にくわしくない人にとっては，エディプス・コンプレックスというと，異性の親への愛情と同性の親への敵意，それに対する同性の親からの去勢の脅かし，といった性愛的な文脈ばかり想起されるかもしれませんが，実際のところエディプス・コンプレックスとは，両親と自分との間には越えられない壁があると知ること，異性の親と一心同体ではないことを知って哀しみを受け入れると同時に，自分が異性の親から支配されてもいないという自律の感覚を手にすること，父と母の双方に通じる三者性を帯びた言語表象を獲得すること，いつか親以外の愛する人に出会うことができるという希望を信じて待つことが可能になること，といったさまざまな要素を含んでいます。

　メンタライゼーションは，まさにこれらの諸概念を現代の医学や心理学の進展を視野に含んで総合したものといってよく，これが「メンタライゼーション理論はより完成度を高めた現代のエディプス・コンプレックス論である」と私が主張する理由になっています。この視点からは，メンタライゼーション理論は精神分析にとって本質的な意味をもつといえるでしょう。

　ただし，この議論は精神分析を専門としない人にとっては本質的な価値を感じることのできないものかもしれません。それではメンタライゼーションには，より広範な内在的価値があるのでしょうか。

　私は，メンタライジングの際の「ゆらぎ」こそがもっとも決定的な内在的価値であると考えています。メンタライゼーションの「ゆらぎ」とは何のことでしょう。ここで，本章の冒頭，メンタライゼーションの定義を記したところに戻ってみていただきたいと思います。「②自分を含む人の行為という表面的な（目でみえる）事象をその人のこころという内的な（目でみえない）

観点と関連づけて考え理解すること」という部分です。

　ここの含意をより詳らかに書いてみれば，次のようになります。私たちの行為，すなわち私たちが何を話し，何をするのかということは，私たちのこころ，すなわち私たちが何を感じ，何を思っているかということから非常に大きな影響を受けるものの，決して私たちのこころとイコールではないのです。こころと行為は関連しているけれど直結してはいないということです。

　映画『ルパン三世　カリオストロの城』（宮崎駿監督，1979年）の最後の場面で，ルパンがクラリスを抱きしめない（行為）のは，ルパンがクラリスを嫌っている（こころ）からではありません。銭形警部がルパンを逮捕しようとする（行為）のは，ルパンがとんでもない悪行を犯していて許すわけにはいかないと思っている（こころ）からでもありません。銭形警部がどんなにルパンにシンパシーを抱いている（こころ）としても，やはりルパンを追いかける（行為）のです。

　ある人があなたを抱きしめずに押しやる（行為）のは，あなたを嫌っている（こころ）からかもしれないし，あなたを愛している（こころ）からかもしれません。同じ行為を目の前にしたとしても，それを引き起こしているこころはまったく正反対のものかもしれないのです。行為とこころとは一対一対応していません。それゆえにメンタライジングは，一つの行為を前にして「嫌っている」と「愛している」との間を揺れ動かなければなりません。それこそが，メンタライジングの「ゆらぎ」です。

　メンタライジングがこうした「ゆらぎ」を体験せざるをえないのは，畢竟，こころが目でみえないものだからです。こころは目でみえないものである以上，本当にはわかることができません。それゆえに私たちは，「ゆらぎ」ながら推測し，考え続けるのです。

　このようにメンタライジングは本質的に「ゆらぎ」を内在化しています。そして，わからなさの中で「ゆらぐ」ことこそが，私たちに謙虚さや優しさといった人間らしさをもたらしているのです。

　今世紀の私たちを蝕んでいる最大の病理は，経済格差でも新型コロナウイルス感染症でもなく，ナルシシズムであるというのが私の信念ですが，ひた

すら自分を優先させ他者への配慮を失ってしまうナルシシズムに対して私たちがもちうるもっとも効果的な処方箋がメンタライゼーションなのではないでしょうか。そう考えると，「ゆらぎ」の中で考え続けるというメンタライゼーションに内在する性質は，私たちすべてにとってまさに本質的な価値をもち続けるものといえるでしょう。

おわりに

　私と皆さんのメンタライゼーションをめぐる旅も，これにて一段落ということになります。ここまでお付き合いいただいた読者の皆さんに感謝申し上げたいと思います。

　丁寧に本書を読み続けてくれた読者の中には，臨床家から，患者や患者家族と呼ばれる人たちまで，さまざまな人がいらっしゃるでしょう。私の筆力ではいささか心許ない面もあるのですが，私の意図がある程度までうまく文章に反映されているのであれば，職種や立場に関係なく，読者の皆さんは，自分や周囲の人のこころを考えるときに，もはやメンタライズという概念なしに考えることができなくなっているはずです。

　それはどうしてかといえば，私たちのこころがメンタライズすること／メンタライズされることを本質的に強く求めているからに違いありません。少なくとも私はそう確信しています。そして，このことこそが，メンタライゼーションに内在的価値があることの最大の証明なのではないかと思っています。

　皆さんはすでに優れたメンタライザーになる素養を備えています。ここからは読者一人ひとりが，単独で，ときには周囲の人を伴ってメンタライズの旅に出立する番です。

　どうぞ，よい旅を！

　またどこかでお会いしましょう。

新型コロナウイルス時代の
メンタライゼーション

はじめに

　ここからお話しするのは，本章のもととなった連載を執筆していた2020年4月の時点での私の雑感です。ですので，ここでしばしば登場する「いま」というのは，私がこの原稿を書いていた2020年4月，あるいは連載の読者がこの原稿に目を通した2020年6月のことを指しています。

　こうして単行本にまとめるにあたって，一度，本文中の「いま」を「1年前」などとして書き直してみたのですが，何だか魂の抜けた，まったく別物の文章になってしまったので，執筆当時の形をなるべくそのまま残すことにしました。

　私としては，現実社会においてメンタライゼーションを働かせるとはどういうことかをわかりやすく書いた原稿のつもりです。皆さんも時計の針を巻き戻しつつ本章を読んでいただけると，よりイメージしやすいかと思います。それでは，はじまり，はじまり。

現実社会のメンタライゼーションに向けて

　東京のソメイヨシノはすでに葉桜となり，いまは八重桜がここぞとばかりに咲き誇っています。ソメイヨシノよりもやや濃い薄紅色をしたその花びらは，萼から零れ落ちてしまいそうな勢いで，外に向かって幾重にも幾重にも

広がっています。そのさまはまさに母なる大地の生命力そのもののようです。

　東京では私の故郷に多いエドヒガンをほとんどみることができないのが残念ではあるものの，２月，早いときには１月末からつぼみが開き出す河津桜に始まり，ソメイヨシノ，枝垂桜，そして４月半ばの八重桜まで，桜で体験する春の変遷を私は毎年愉しんできました。

　もちろん今年も私はこれらの桜を道すがら目に焼きつけました。今年の桜はいずれもことのほか綺麗でした。そういえば，と私は思い出すのです。2011年の桜もこのうえなく綺麗だったということを。あのときは東北の太平洋沿岸を襲った巨大津波で，私の母方祖父の出身地が壊滅的な打撃を受けました。私自身は話に聞くだけで一度も訪れたことのない土地だったのですが，報道でその事実を知ったときの私の喪失感は思った以上に強烈でした。根扱ぎ感とはこういう感覚のことをいうのか，と身をもって知ったといえるでしょう。そのうえ原発事故による放射能汚染の恐怖もありました。福島の一部の人たちがそうなってしまったように，事故の進展の如何によっては私も東京にある自分の家で暮らすことができなくなってしまうのかもしれませんでした。

　そのようなまったく足元がおぼつかない状況でみた桜は，それにもかかわらず，いままでにも増した美しさでした。いや，それゆえにこそ美しかったのかもしれません。私たち一人ひとりの人間の幸や不幸といったものとは一切関係なく，桜は春が来れば満開の花を咲かせます。私という個人がそこにいてもいなくてもその事実には変わりがありません。「私」がいなくてもそこには桜が咲くという当たり前の事実は，個人と自然との間に潜む断絶を恐ろしいまでに浮き彫りにします。それは絶望的なことのように思えましたが，同時に，あるいはそれ以上に希望をもたらすものでもありました。桜は私たちの存在を超えて美しいのです。

　そして，今年。2020年。いま私たちは日々，新型コロナウイルス感染症（COVID-19）そのものに，そしてそれに関する情報に翻弄されています。そのような状況下でみた2020年の桜も2011年のときの桜と同等，あるいはそれ以上に色鮮やかで美しく思えたのです。私は細野晴臣という音楽家をこ

よなく敬愛しているのですが，彼もまた出演したラジオで「（2020年の）桜の季節が忘れられないんだよね」と何度か語っていました。ですので，この感覚はおそらく私以外にもある程度共有されているものなのではないかと思うのです。

　当初，高齢者や基礎疾患を有する人を中心に約2％といわれていたCOVID-19の致死率は，イタリア，スペイン，そして米国での大流行を経て大幅な上方修正を余儀なくされています。最終的にこのウイルスがどの程度の重症度を有するものとなるのかは，いまのところ判然としません。散見されるデータからは致死率2〜20％の間のどこかに収まるらしいと推測するのがせいぜいです。さすがに20％というのは高く見積もりすぎの気はしますが，しかし，50人に1人が亡くなるのと，5人に1人が亡くなるのとでは，私たちの実感としてあまりにも違いが大きすぎます。

　もし何かの病気で手術を受けることになったとき，執刀医から「ちょっと難しい手術でして，失敗してそのまま……という可能性が2〜20％あります」といわれたら，私たちは「いやいや，先生，1桁も違いがあるじゃないですか。2％なんですか，20％なんですか。はっきりしてください！」と詰め寄りたいくらいには不確かな状況といえます。

　国内のCOVID-19の抑え込みは完全に失敗したといってよいでしょう。あとは国内のCOVID-19による致死率がいったいどのあたりに収まるのかということになりますが，これは将来，感染が一段落したところで事後的にしか知ることができません。それまで私たちは，自分がこの新型コロナウイルスに感染してしまうのか否か，そして罹患してしまった場合に軽症もしくは無症状で済むのかあるいは重症化してしまうのか，という2つの不確かさの中を生きなければなりません。

　そして，実をいえばこの最初の命題は正確ではないのです。わずか3ヵ月で世界的な大流行を引き起こすほどの感染力をもつウイルスであることがはっきりしている以上，効果的なワクチンが開発されない限り，私たちはいつか必ずこのウイルスに感染すると思っていたほうがよいでしょう。もちろん一切外に出ず，完全防備の地下核シェルターで数年暮らすことができるよう

な特殊な環境を有していればまた話は違ってくるのでしょうが，本書の読者にそのような人はおそらく一人もいないでしょう。したがってこの命題の本質は，感染するか否かではなく，それが明日なのか，来月なのか，来年なのかという時期の不確かさにあるといえます。

　いずれにせよ，2011年以来の足元の定まらない感覚の中，私は2020年の春を生きています。そして，私たちの生活の先のみえない，この不鮮明さと較べて，咲き誇る桜の花は生きている確信に満ち，あまりにも美しかったのです。

　本来，この回の原稿では，COVID-19のことではなくメンタライゼーションに基づく治療（MBT）の技法論についての解説を始める予定でした。ですので，外の世界とは無関係に，何事もなかったかのように「それでは今回からいよいよメンタライゼーションの技法論に入っていきましょう」とこの原稿を始めることもできたのです。

　しかし私には，それが真っ当（authentic）なこととはどうしても思えませんでした。皆さんがこの文章に目を通しているその時点で，日本を取り巻くCOVID-19の状況がどうなっているかは私には予測がつきません。しかし，おそらくはこの原稿を書いている2020年4月よりも状況は悪くなっているのではないかという気がします。

　そのときに，私が何事もないかのようにメンタライゼーションの技法についての解説を始めたら，皆さんはどう思うでしょうか。「淡々と仕事をこなす専門家だな」と評価してくれる読者もいるかもしれません。

　一方で「世間がCOVID-19でこんなにも大揺れしているときに，この人はどういう心算なんだろう。読んでいるこっち側が，とても平常運転ではいられないことがわからないのかな。日々臨床で会っている患者の多くが新型コロナウイルスに関する不安をささやいているだろうに，この文章を読んでいる臨床家は専門家だから何の問題もないとでも思っているのかな」と思う人も多いのではないでしょうか。

　もしそう思う読者が多いとすれば，それはつまり，メンタライゼーションについて解説しているはずの私が読者である皆さんをメンタライズすること

に失敗しているということを意味します。それは決して私の望んでいることではありません。

そこで今回，私は，いまこの状況で，私たち個人に，そして私たち社会に何が起こっているのかということをメンタライゼーションの視点で考えてみたいと思います。

覚醒状態のモニタリング

ここで読者の皆さんに一つ質問をしてみます。

「あなたはいま，何を目指して生きていますか？」

この質問に対して「新型コロナウイルスに罹患しないことです」という答えが口をついて出た読者は気をつけてほしいと思います。というのも，その手の答えが頭に浮かんだ人は過覚醒状態にあり，メンタライジング能力が低下している可能性があるためです（図14-1）。

この覚醒水準の図自体は，本書でも何度目かの登場になるので，すでにお馴染みの人も多いでしょう。「過覚醒」とは，喜怒哀楽のいずれかにかかわ

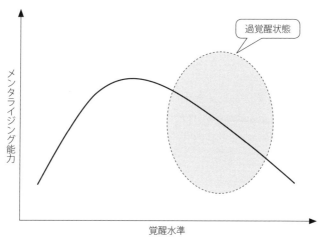

図14-1　過覚醒によるメンタライジングの低下

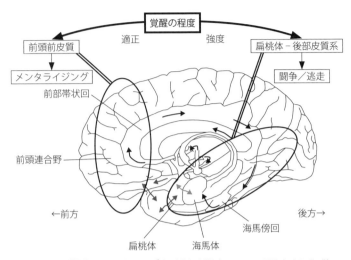

図14-2　覚醒スイッチ・モデル（文部科学省，2005の図をもとに作成）

らず非常に強い情緒刺激が入力された結果，脳の興奮の度合いが通常の範囲を超えてしまった状態といえます。覚醒の度合いがある点を超えてしまうと，私たちはじっくり物事を考えることができなくなります。この仕組みについては第1章でくわしく述べたので，そちらを参照してほしいのですが，要は出張先で火事に遭遇したなら出火の理由を考える前にさっさと逃げ出さないといけないということです。文字どおり，火急の事態に接したとき，私たちは考える前に「闘争－逃走」のどちらかを選ばないと命を落としてしまいます。

　つまり，覚醒水準が高くなると，私たちは考える（メンタライズする）前に行為に走ってしまうのです。これは神経科学的には，メンタライジング，すなわち考える機能を司る前頭前野の機能のスイッチが切れて，動物としての自動反応を引き起こす扁桃体－後部皮質系の機能が前面に出てきている状態と説明されます（図14-2）。これは「覚醒スイッチ・モデル」（Arnsten, 1998；Mayes, 2000）といわれていて，メンタライゼーション理論を支える重要な脳科学上の基盤の一つとなっています。

　先ほどの質問に「自分のいまの目標はCOVID-19にかからないことで

す」と答えた読者も，COVID-19流行前に同じ問いを投げかけられていたら「○○の専門資格を取りたいです」「フルマラソンで3時間半を切れるようになりたいです」あるいは「自分の生まれた年のロマネコンティを飲んでみたいです」などとまったく違う答えを返していたのではないでしょうか。これが私たちが普通に考えている状態，すなわち自分と自分の未来について正常にメンタライジングしている状態です。

　ところが，いまや読者のある割合（ひょっとしたら読者の多く）は，自身が長年抱いた目標を一時的とはいえ棚上げして「COVID-19に罹患しないこと」あるいは「家族をCOVID-19に罹患させないこと」を生きる目標にしてしまっています。2019年末には誰一人として考えたことのなかったような問題が，いまを生きる人々の多数が共有し，共感しうる目標となっているのです。誤解のないようにいっておきますが，これは「良い」「悪い」の問題ではありません。刺激やストレスが個人の閾値を超えると，覚醒スイッチが切り替わり「闘争か，逃走か」という自動反応型の行動パターンが前景に出る，というこのシステムは，動物として，生物としての人間が危険を前にしたときに，自身を存続させ，種を次世代に残すうえできわめて重要な役割を果たしています。

　アフリカのサバンナ・バスツアーでこともあろうに休憩場所に一人取り残されてしまい，一夜をそこで明かさなければいけないというような極限状況に置かれた場合を想像してみてください。私たちは360度どこから野生動物が襲ってくるかわからないという恐怖から極度の過覚醒状態に陥り，周りのどこかで「ガサッ」というわずかな物音が生じただけでも全身を震わすほどにビクッと反応してしまうでしょう。もちろん，アフリカで野生動物に襲われる場合の致死率はCOVID-19で想定されるものよりもはるかに高いので，この極度の緊張状態をそのまま今回に当てはめることは適切ではないかもしれません。しかし，ウイルスが目にみえなく，それこそどこで感染してしまうかわからないという意味では，新型コロナウイルスというみえない対象を相手にして私たちのメンタライジングの機能が低下するのは，当然のことともいえます。

したがって私がここで伝えたいのは，その良し悪しではなく，私たちが現在，通常のメンタライジング・モードにはなく，闘争−逃走型のモードに入っているということを正しく自覚しておく重要性についてです。

メンタライジングの低下で私たちに何が起こっているのか

ここまで述べてきたように，私たちはいま動物としての本能，つまり自然の摂理に従ってメンタライジングの能力を一時的に手放しているといえます。このことがいったい何を意味しているのでしょうか。私たちは，メンタライジングの機能不全に悩まされている一群の人々についてすでに何度も扱ってきました。そう，境界パーソナリティ障害（BPD）の人々です。

第4章でも紹介しましたが，BPDとは，米国精神医学会の診断基準であるDSM-5に従うと，①見捨てられることを避けようとするなりふりかまわない努力，②不安定で激しい対人関係，③同一性の混乱（自己像の不安定さ），④複数の領域での衝動性，⑤自殺または自傷行為，⑥反応性の感情不安定性，⑦慢性的な空虚感，⑧不適切で激しい怒り，および⑨一過性の解離または精神病症状，のうち5項目以上を満たすものをいいます。

一方で，ベイトマンとフォナギー（Bateman & Fonagy, 2004）は，メンタライゼーションの観点からBPDの特徴を，①感情調節の障害（些細な刺激で落ち込む），②注意の制御の障害（我慢ができない），③覚醒システムの障害（過覚醒か鈍麻か），④メンタライゼーションの障害（気持ちを考えることができない），という4点に読み替えています。メンタライゼーション理論では，前述の4点は相互に関連し合っているので，メンタライジングの機能低下が生じることで，これら4つの問題が必然的に生じるのです。

私のいおうとしていることが伝わっているでしょうか。つまり，メンタライジング能力を一時的に手放している現在の私たちは，単純にいってしまえば，皆が軽度のBPDに類似した状態に陥っているということになるのです。それがどういうことか，以下でもう少しくわしくみていきます。

(1) 感情調節の障害

これは前述したとおり，些細な刺激で落ち込んだり，悲しくなったりして，感情が安定しないことをいいます。このコロナ禍の中で，毎日が楽しくて仕方ないという人はあまりいないと思います。皆が多かれ少なかれ，持続的な抑うつ感を抱いているのではないかと思うのですが，日々，テレビやインターネットを通じて目や耳に飛び込んでくる新型コロナウイルス関連の報道に触れるたび，ひときわどんよりとした暗い気持ちに引きずり込まれてしまうという人も多いのではないでしょうか。

(2) 注意の制御の障害

これには文字とおりの注意力の問題と，自分のことをとりあえず棚上げして他者に注意を向けるという我慢の問題との2つがあります。一つ目のほうは，そのものずばりCOVID-19に関連した事柄にばかり注意が向いてしまい，他のことに注意が向かなくなるということです。たとえばコロナ禍が始まった当初，私は自転車に乗って，近所の酒屋にオフィスのドアノブなどの消毒に用いるための高濃度アルコールを買いに出かけたのでした。その途中で，何度か食事に行ったことがあるレストランが閉店の貼り紙をしていることに気づき，私は驚いてしまいました（実際は閉店ではなく休業の貼り紙だったのですが）。「マジかよ。この店，潰れちゃったのかよ」と思い，閉ざされた店のシャッターを呆然と眺めながら自転車を漕いでいた私は，そのまま思いきり歩道と車道を仕切るガードレールに衝突してしまいました。幸い，膝に青痣を作ったくらいで，私自身にも自転車本体にもたいした影響はなかったのですが，自分の注意がこれほどまで新型コロナウイルス関連に引っ張られてしまっていることにわれながら驚き，恐ろしく思った出来事でした。

そして，より重要なのが二点目，すなわち自分の問題を棚上げしてとりあえず他者に注意を向けるという点です。これは端的には，母親が自分の用事を棚上げして，お腹を空かせて泣いている乳児に母乳（ミルク）を与えるという行為に示されるように，子育てにおいて非常に大切な要素を占めています。メンタライジングの低下は，この行為に著しい制約を生じさせます。た

とえば，学校が休校となり，外へ遊びに出ることもままならない現状で，中学生と小学生の子どもが2人で留守番をしていたとします。そこへ仕事に行っていた親が帰ってきます。まだ小学生である下の子は，喜んで親に抱きつこうとします。ところが，親のほうは外で仕事をしていた自分の身体や衣服が新型コロナウイルスで汚染されていないかが気がかりで仕方がありません。何よりも先に着替えて手を洗いたいのです。すると親は駆け寄ってくる子どもに「触らないで！」と怒鳴りつけるかもしれません。子どもの目にはその行為は拒絶としか映らないのですが，親のほうに自分のこと（着替えと手洗い）を棚上げして，子どもの寂しさに注意を向けるだけの余裕がなくなっています。これは以下（4）のメンタライゼーションの障害ともおおいに重なります。

　このように親の側から，自分のことを棚上げして子どもに注意を向けるという視点が失われると，親は子どものために何かを我慢するということが難しくなります。これが児童虐待を促進させる大きな要素の一つになることは，ここまでを読んだ読者には容易に想像がつくことでしょう。2020年春の全国的な休校措置により，児童虐待の増加を懸念する声があちこちから聞こえてきましたが，メンタライゼーションの観点からもその懸念には大きな根拠があるのです。

（3）覚醒システムの障害

　これについては本章の前半を丸々充てて説明しています。新型コロナウイルス感染に対する不安から，私たちの多くは覚醒水準が高まりすぎて過覚醒の状態に陥っています。一方，世間では「コロナ疲れ」という言葉もあるように，あまりにこのことばかり考えているといい加減ウンザリしてきて，もう一切これについて考えたくなくなるような瞬間に襲われることがあります。これは図14-1でいえば，図の左側，すなわち覚醒水準が低すぎることによってメンタライジングがうまく機能しないことを意味します。この原稿を何事もなかったかのように予定どおりの技法論として書いてしまおうかと一瞬思ってしまったときの私は，覚醒水準が低下してきちんとメンタライズでき

ていなかったといえるでしょう。

(4) メンタライゼーションの障害

　これは覚醒水準が適切な範囲を超えている現状において必然的に起こって
くる問題です。マスメディアや政治家は次々に「コロナとの戦い」だとか
「ウイルスとの戦争」といった言葉を口にします。週刊誌やインターネット
には「コロナ感染，こうして防ぐ」とか「新型コロナを避ける10ヵ条」と
いった見出しが躍ります。これは私たち一人ひとりという個を超えて，いま
や社会全体が「闘争か，逃走か」のモードに入っていることを如実に示して
いる証左といえます。私も含めたほぼすべての人が，自分なりに理性的に考
えているつもりでも通常のメンタライゼーションを失っているという事実を
深く胸に刻んでおく必要があるのです。

メンタライゼーションの視点からの処方箋

　ではこの状況に対して，私たちはどう対応していけばよいのでしょうか。
メンタライゼーション理論，あるいはメンタライゼーションに基づく臨床技
法は，この危機にどう向き合いうるのでしょうか。いくつかの視点を提供し
てみたいと思います。

(1) メンタライジングの機能低下は避けられないことを受け入れる

　ここで私が「実は読者の皆さんにだけお教えする，とっておきの秘策があ
るのです。メンタライジングを一瞬で回復する魔法の方法！　それは……」
とでも啖呵を切れれば，この機会に一財産を築けるのかもしれないのですが，
当然ながらそのような手段はありません。
　そもそもメンタライジングとは，一度獲得したら恒常的に維持できる機能
ではなく，一瞬一瞬で揺れ動く過程であり，それゆえに力動的なものなので
す。したがって，ストレス下でメンタライゼーション能力が低下することは
避けられないことであり，繰り返しになりますが，まずはこのことを受け入

れなければなりません。そこからしか決して物事は始まらないといってよい
でしょう。

(2) 覚醒水準と安全基地

　この状況下では私たちのメンタライジングは機能低下をきたして当然であ
るということを念頭に置いたうえで，多少なりともメンタライジングの機能
を回復させるためにどうすればよいのでしょうか。そのための鍵となるのが，
覚醒水準の強度を下げ，過覚醒の状態から通常の状態に少しでも近づけるこ
とです。

　覚醒水準を下げる一番確実な方法は，愛着対象にくっつくことです。愛着
対象という物理的な存在がこころにとっての「安全基地」（Bowlby, 1988）に
なります。BPDの患者は自傷行為の衝動が高まったときなどに，しばしば
親友や恋人に助けを求めます。直接会いに来てもらったり，電話で話を聴い
てもらったりすることで，覚醒水準を下げ，多少なりともメンタライゼーシ
ョンを取り戻すことで，自傷の危機を乗りきるのです。

　患者から学ぶというわけではないのですが，私たちも同じようにすること
で覚醒水準を低下させることができます。家族や恋人と一緒に過ごせる環境
にある人は，ぜひ，そばでともに過ごす時間を増やしてほしいと思います。
とくに普段以上にたくさん話したりする必要はありません。物理的に近い位
置に信頼できる人がいるだけで，私たちの覚醒水準の強度は下がります。

　一人暮らしをしているので物理的に誰かと近くに居続けることが難しいと
いう人は，メールでも電話でも手段は何でもよいので，家族や友人とこまめ
に連絡を取り合うのがよいでしょう。特段長い文章でコミュニケーションを
とる必要はなく，むしろあいさつ程度の短いメッセージをこまめにやりとり
するほうが覚醒水準の強度は安定化するようです。

(3) 「わかっていない（not-knowing)」という姿勢

　もちろん話したいことがあるのであればこの機会にいっぱい話を聴いても
らえばよいし，相手が話を聴いてほしそうであればたくさん聴いてあげるの

もよいことです。ただし，その際に気をつけなければいけないことがあります。それは，近しい人とかかわるときほどメンタライゼーションが低下する（第1章参照）という現象です。これは俗に「愛着（アタッチメント）の逆説」といわれています。

　私たちは目の前の人が身近な人物であればあるほど，言葉にせずとも自分のことをわかってくれることを（ほぼ無意識的に）期待してしまいます。自分の話がうまく伝わらなかった場合，普通の友人関係であれば「あれ？　説明の仕方が悪かったのかな。じゃあ表現を変えてもう一回伝えてみよう」などと思える場面でも，身近な他者が相手だと「なんでこんなこともわかってくれないんだよ！」と腹を立てたりしてしまいます。

　相手だって疲れていたり，考えごとをしていたりして，自分の話をきちんと聴くだけの余裕がないのかもしれません。そうした相手側の事情をメンタライズするという作業が，近親者が相手だとすごく難しくなったりするのです。どんなに近しい相手であっても他人である以上，自分とは違う考えや信条，あるいは願望といったものをもっている，という視点を失うと2人の関係には容易にすれ違いが生じてしまうので気をつけてください。

　そしてこのことは，自分の話を聴いてもらうときだけでなく，自分が相手の話を聴く場合にも当てはまります。どんなに親しい相手であっても，最終的には他者である以上，自分は相手のことを本当にはわかっていない，という姿勢が大切です。相手が「コロナのことでもう不安で不安で……」といっていても，その「不安」の内容があなたが想像しているものと一致しているとは限りません。あなたは自分の感染を恐れているけれど，相手は老親が感染する可能性をさかんに心配しているのかもしれません。

　そのような状況で相手が「もうコロナが本当に心配で……」と話し出したところで「そうだよね。私もだよ。ウン，わかる，わかる」などと口を挟んでしまうと，相手が本当に伝えたいことが伝わらないままになってしまいますし，相手の不安は何一つ解消されないままになってしまう可能性もあるのです。

　これは臨床にも通じる話で，メンタライゼーションに基づく臨床において

は，専門家である治療者が患者のことを見通すことができ，患者のこころを患者以上に理解して整理することができるというような姿勢を強く戒めています。当たり前のことではありますが，患者以上に患者のことをわかっている人はいません。したがって治療者は，患者が不安を訴えれば，決してこちらから内容を決め打ちすることなく，何がどのように不安なのか，それはいつからどのように始まったのか，いったいその前後で患者にどんなことがあったのかということを，バカ正直といってよいほど丁寧に尋ねていきます。そうして患者自身に自分のこころについて言葉にしていってもらうという作業を繰り返します。

　これがメンタライゼーションに基づく臨床における基本スタンスである「わかっていない（not-knowing）」という姿勢です（第10章参照）。「どんなに近しい人であっても，他者のこころは容易にはわからない」ということを私たちは常に肝に銘じておきたいものです。

（4）不確かさに耐える

　結局のところ，私たちは「わからない」ということが怖いのです。相手のこころがよくわからないから，推測して決め打ちしてしまいます。自分のこころをわかってくれない相手に腹を立ててしまうのです。そして同じように，いつどこでCOVID-19に罹患してしまうかわからないし，感染してしまった場合の予後がよくわからないから，これほどまでにこの新型ウイルスを恐れるのです。

　しかし，ここで少しばかり立ち止まって考えてみてほしいのです。実は私たちは普段から，そうした「わからないこと」の只中を生きているのではないでしょうか。私たちは自分がいつ死ぬのかを正確には誰もわかっていません。富や名誉，資格，あるいは狂おしいほど想いを寄せているあの人。そうした自分が望んでいる諸々が本当に自分のもとに来てくれるのかもわかりません。COVID-19のパンデミック以前も私たちは，そうした「わからなさ」の中を，それでもメンタライズしつつ生きてきたのです。

　自分の目標が「COVID-19に罹患しないこと」になってしまっているこ

とに気づいたら，一息ついて，COVID-19流行前に抱いていた自分の夢や目標を思い出してみてはどうでしょうか。あるいは自分がいつどのように人生を終えることになると想像していたのかを思い出してみてください。そこにも大きな「わからなさ」，すなわち不確かさがあり，それに伴う不安や恐れがあったはずです。

これらの不安とCOVID-19に関連する不安との間に本質的な差があるとは思えません。ただCOVID-19はあまりにも突然に私たちの目の前に現れたものであるがゆえに，この「わからなさ」に私たちが慣れていないという点があり，それがこの不安を特別なものにしているのです。

もちろん，私は皆さんがCOVID-19に罹患することを望んでいるわけではありません。私たち銘々が自分にできる感染予防策をとっていくことはきわめて重要です。国や自治体にもその対策にしっかり取り組んでほしいと望んでいます。しかし，それと同じくらいCOVID-19にまつわる「わからなさ」「不確かさ」に耐えながら，毎日を丁寧に暮らしていくことも大切であると思っています。それこそをビオン（Bion, 1970）は「負の能力（negative capability）」（第4章参照）と呼んだのでしょう。

おわりに

果たして本書が世に出る時点で，この章がどれほどの価値を留めているのかは，私にはまったくわかりません。意味があるかもしれないし，まったくないかもしれません。しかし，そうした「不確かさ」に耐えて，この文章を綴る必要が私にはあったのです。それは本書のもととなる連載を引き受けていたときの私にとって，このうえなく切実なものでした。メンタライゼーションについて真正面から向き合った文章とはいえないかもしれませんが，私のささやかな「負の能力」が，多少なりともこれを読んでくれた読者の力になることを願って筆を擱くこととしたいと思います。

文　献

Allen, J.G.（2012）*Restoring mentalizing in attachment relationships: treating trauma with plain old therapy.* American Psychiatric Publishing.（上地雄一郎，神谷真由美訳（2017）『愛着関係とメンタライジングによるトラウマ治療―素朴で古い療法のすすめ』北大路書房）

Allen, J.G. & Fonagy, P.（2006）Preface. In: Allen, J.G. & Fonagy, P.（eds.）: *Handbook of mentalization-based treatment.* Wiley.（狩野力八郎監訳，池田暁史訳（2011）「前書き」『メンタライゼーション・ハンドブック』xxi-xxvi頁，岩崎学術出版社）

Allen, J.G., Fonagy, P., & Bateman, A.W.（2008a）What is mentalizing and why do it? In: *Mentalizing in clinical practice.* American Psychiatric Publishing.（狩野力八郎監修，上地雄一郎，林創，大澤多美子他訳（2014）「基本的な問い」『メンタライジングの理論と臨床―精神分析・愛着理論・発達精神病理学の統合』2-9頁，北大路書房）

Allen, J.G., Fonagy, P., & Bateman, A.W.（2008b）Psychoeducation. In: *Mentalizing in clinical practice.* American Psychiatric Publishing.（狩野力八郎監修，上地雄一郎，林創，大澤多美子他訳（2014）「心理教育」『メンタライジングの理論と臨床―精神分析・愛着理論・発達精神病理学の統合』366-379頁，北大路書房）

American Psychiatric Association（2013）*Diagnostic and statistical manual of mental disorders. Fifth edition.* American Psychiatric Publishing.（日本精神神経学会日本語版用語監修，高橋三郎，大野裕監訳（2014）『DSM-5 精神疾患の診断・統計マニュアル』医学書院）

Arnsten, A.F.（1998）The biology of being frazzled. *Science* 280: 1711-1712.

東啓悟（2018）「ピーター・フォナギー」妙木浩之，『精神療法』編集部編『精神分析の未来を考える』（『精神療法』増刊5号）115-117頁

Balint, M.（1968）*The basic fault: therapeutic aspects of regression.* Tavistock Publications.（中井久夫訳（1978）『治療論からみた退行―基底欠損の精神分析』金剛出版）

Baron-Cohen, S.（1995）*Mindblindness: an essay on autism and theory of mind.* MIT Press.（長野敬，長畑正道，今野義孝訳（2002）『自閉症とマインド・ブラインドネス（新装版）』青土社）

Bateman, A. & Fonagy, P.（1999）Effectiveness of partial hospitalization in the treatment of borderline personality disorder: a randomized controlled trial. *Am J Psychiatry* 156: 1563-1569.

Bateman, A. & Fonagy, P.（2001）Treatment of borderline personality disorder with psychoanalytically oriented partial hospitalization: an 18-month follow-up. *Am J Psychiatry* 158: 36-42.

Bateman, A. & Fonagy, P.（2004）*Psychotherapy for borderline personality disorder: mentalization-based treatment.* Oxford University Press.（狩野力八郎，白波瀬丈一郎監訳（2008）『メンタライゼーションと境界パーソナリティ障害―MBTが拓く精神分析的精神療法の新たな展開』岩崎学術出版社）

Bateman, A. & Fonagy, P.（2006a）*Mentalization-based treatment for borderline personality disorder: a practical guide.* Oxford University Press.（池田暁史監訳，東京メンタライゼーション研究会訳（2019）『メンタライゼーション実践ガイド―境界性パーソナリティ障害へのアプローチ』岩崎学術出版社）

Bateman, A. & Fonagy, P.（2006b）Mentalizing and borderline personality disorder. In: Allen, J.G. & Fonagy, P.（eds.）: *Handbook of mentalization-based treatment.* Wiley.（狩野力八郎監訳，池田暁史訳（2011）「メンタライジングと境界パーソナリティ障害」『メンタライゼーション・ハンドブック』243-263頁，岩崎学術出版社）

Bateman, A. & Fonagy, P.（2008）8-year follow-up of patients treated for borderline personality disorder: mentalization-based treatment versus treatment as usual. *Am J Psychiatry* 165: 631-638.

Bateson, G., Jackson, D.D., Haley, J. et al.（1956）Toward a theory of schizophrenia. *Behav Sci* 1: 251-261.

Bettelhein, B.（1967）*The empty fortress: infantile autism and the birth of the self.* Free Press.（黒丸正四郎，岡田幸夫，花田雅憲訳（1973/1975）『自閉症―うつろな砦』1/2巻，みすず書房）

Bion, W.R.（1962）*Learning from experience.* Heinemann.

Bion, W.R.（1967）*Second thoughts.* Heinmann.（松木邦裕監訳，中川慎一郎訳（2007）『再考―精神病の精神分析論』金剛出版）

Bion, W.R.（1970）*Attention and interpretation.* Tavistock.

Bleiberg, E.（2006）Treating professionals in crisis: a mentalization-based specialized inpatient program. In: Allen, J.G. & Fonagy, P.（eds.）: *Handbook of mentalization-based treatment.* Wiley.（狩野力八郎監訳，池田暁史訳（2011）「危機にある専門家の治療―メンタライゼーションに基づく特別入院プログラム」『メンタライゼーショ

ン・ハンドブック』304-323頁，岩崎学術出版社）

Bowlby, J.（1988）*A secure base: clinical application of attachment theory*. Routledge.（二木武監訳（1993）『母と子のアタッチメント—心の安全基地』医歯薬出版）

Fearon, P., Target, M., Sargent, J. et al.（2006）Short-term mentalization and relational therapy（SAMRT）: an integrative family therapy for children and adolescents. In: Allen, J.G. & Fonagy, P.（eds.）: *Handbook of mentalization-based treatment*. Wiley.（狩野力八郎監訳，池田暁史訳（2011）「短期メンタライゼーションおよび関係療法（SMART）—児童と青年に対する統合的家族療法」『メンタライゼーション・ハンドブック』264-292頁，岩崎学術出版社）

Fonagy, P. & Allison, E.（2014）The role of mentalizing and epistemic trust in the therapeutic relationship. *Psychotherapy* 51: 372-380.

Fonagy, P., Gergely, G., Target, M. et al.（2002）*Affect regulation, mentalization, and the development of the self*. Other Press.

Fonagy, P. & Luyten, P.（2009）A developmental, mentalization-based approach to the understanding and treatment of borderline personality disorder. *Dev Psychopathol* 21: 1355-1381.

Freud, A.（1936）*Das Ich und die Abwehrmechanismen*. Internationaler Psychoanalytischer Verlag.（*The Ego and the Mechanisms of Defense*. Hogarth Press, 1937）（黒丸正四郎，中野良平訳（1982）『自我と防衛機制　アンナ・フロイト著作集』2巻，岩崎学術出版社）

Freud, S.（1912）The dynamics of transference. In: *Standard edition of the complete psychological works of Sigmund Freud XII*. Hogarth Press and the Institute of Psycho-Analysis, 1958.（藤山直樹編・監訳（2014）「転移の力動（1912）」『フロイト技法論集』11-20頁，岩崎学術出版社）

Freud, S.（1914）On narcissism: an introduction. In: *Standard edition of the complete psychological works of Sigmund Freud XIV*. Hogarth Press and the Institute of Psycho-Analysis, 1957.（立木康介訳（2010）「ナルシシズムの導入にむけて」道簱泰三責任編集『フロイト全集』13巻，115-151頁，岩波書店）

Freud, S.（1915）Observations on transference-love. In: *Standard edition of the complete psychological works of Sigmund Freud XII*. Hogarth Press and the Institute of Psycho-Analysis, 1958.（藤山直樹編・監訳（2014）「転移性恋愛についての観察（精神分析技法に関するさらなる勧めⅡ）（1915）」『フロイト技法論集』75-91頁，岩崎学術出版社）

Freud, S.（1923）The ego and the id. In: *Standard edition of the complete psychological works of Sigmund Freud XIX.* Hogarth Press and the Institute of Psycho-Analysis, 1961.（道　簇泰三訳（2007）「自我とエス」本間直樹責任編集『フロイト全集』18巻，1-62頁，岩波書店）

藤山直樹（2003）「共感という罠—不可能な可能性」『精神分析という営み—生きた空間をもとめて』137-156頁，岩崎学術出版社

Gergely, G.（2002）The development of understanding of self and agency. In: Goswami, U.（ed.）: *Blackwell handbook of childhood cognitive development.* Blackwell.

Holms, J.（1993）*John Bowlby and attachment theory.* Routledge.（黒田実郎，黒田聖一訳（1996）『ボウルビィとアタッチメント理論』岩崎学術出版社）

池田暁史（2010a）「フォナギーとメンタライゼーション」妙木浩之編著『自我心理学の新展開—フロイト以後，米国の精神分析』83-96頁，ぎょうせい

池田暁史（2010b）「精神療法的アプローチ—メンタライゼーションに基づく治療」『こころの科学』154号，68-74頁

池田暁史（2011）「力動精神療法に認知的視点を組み込む—メンタライゼーションに基づく治療」『精神神経学雑誌』113巻，1095-1101頁

池田暁史（2012）「境界例—180年の展望とその現代的意義」『Schizophrenia Frontier』12巻，222-226頁

池田暁史（2013）「愛着理論とメンタライゼーション」『精神分析研究』57巻，12-21頁

池田暁史（2015）「研修医時代の印象に残ったできごと」日本精神神経学会精神療法委員会編『臨床医のための精神科面接の基本』140頁，新興医学出版社

池田暁史（2018）「精神力動論の発展—メンタライゼーション」『精神療法』増刊5号，24-29頁

上地雄一郎（2015）『メンタライジング・アプローチ入門—愛着理論を生かす心理療法』北大路書房

狩野力八郎（2008）「メンタライゼーションあれこれ」『学術通信』28巻4号，5-7頁（池田暁史，相田信男，藤山直樹編（2019）『力動精神医学のすすめ—狩野力八郎著作集2』117-179頁，金剛出版　所収）

狩野力八郎，妙木浩之（2010）「インタビュー『アメリカの精神分析の行方』」妙木浩之編著『自我心理学の新展開—フロイト以後，米国の精神分析』33-55頁，ぎょうせい

Keyes, D.（1981）*The minds of Billy Milligan.* Random House.（堀内静子訳（1992）『24人のビリー・ミリガン』早川書房）

Klein, M.（1930）The importance of symbol-formation in the development of the ego. *Int*

J Psychoanal 11: 24-39.（村田豊久，藤岡宏訳（1983）「自我の発達における象徴形成の重要性」西園昌久，牛島定信編『メラニー・クライン著作集』1巻，265-281頁，誠信書房）

Klein, M.（1946）Notes on some schizoid mechanisms. In: *The Writings of Melanie Klein. vol.3.* Hogarth Press, 1975.（狩野力八郎，渡辺明子，相田信男訳（1985）「分裂的機制についての覚書」小此木啓吾，岩崎徹也編訳『メラニー・クライン著作集』4巻，3-32頁，誠信書房）

松木邦裕（2009）『精神分析体験―ビオンの宇宙』岩崎学術出版社

Mayes, L.C.（2000）A developmental perspective on the regulation of arousal states. *Semin Perinatal* 24: 267-279.

文部科学省（2005）「情動の科学的解明と教育等への応用に関する検討会報告書」（https://www.mhlw.go.jp/shingi/2009/05/dl/s0519-6l_0003.pdf）

松村明編（2006）『大辞林　第三版』三省堂

Pine, F.（1986）Supportive psychotherapy: a psychoanalytic perspective. *Psychiatr Ann* 16: 526-529.

白波瀬丈一郎（2010）「特別企画　境界性パーソナリティ障害　序文」『こころの科学』154号，11頁

鈴木菜実子（2018）「エヴィデンスの世界を生き残る」妙木浩之，『精神療法』編集部編『精神分析の未来を考える』（『精神療法』増刊5号）104-110頁

van der Kolk, B.A., Pelcovitz, D., Roth, S. et al.（1996）Dissociation, somatization, and affect dysregulation: the complexity of adaptation to trauma. *Am J Psychiatry* 153: s83-93.

Werman, D.S.（1984）*The practice of supportive psychotherapy.* Brunner/Mazel.（亀田英明訳（1988）『支持的精神療法の上手な使い方』星和書店）

Winnicott, D.W.（1960a）Ego distortion in terms of true and false self. In: *The maturational processes and the facilitating environment: studies in the theory of emotional development.* Hogarth Press, 1965.（牛島定信訳（1997）「本当の，および偽りの自己という観点からみた，自我の歪曲」『情緒発達の精神分析理論―自我の芽ばえと母なるもの』170-187頁，岩崎学術出版社）

Winnicott, D.W.（1960b）The theory of the parent-infant relationship. In: *The maturational processes and the facilitating environment: studies in the theory of emotional development.* Hogarth Press, 1965.（牛島定信訳（1997）「親と幼児の関係に関する理論」『情緒発達の精神分析理論―自我の芽ばえと母なるもの』32-56頁，岩崎学術出版社）

Winnicott, D.W.（1963）Communicating and not communicating leading to a study of certain opposites. In: *The maturational processes and the facilitating environment: studies in the theory of emotional development.* Hogarth Press, 1965.（牛島定信訳（1997）「交流することと交流しないこと─ある対立現象に関する研究への発展」『情緒発達の精神分析理論─自我の芽ばえと母なるもの』217-236頁，岩崎学術出版社）

Winnicott, D.W.（1968）Playing: its theoretical status in the clinical situation. *Int J Psychoanal* 49: 591-599.

Winnicott, D.W.（1971）*Playing and reality.* Tavistock.（橋本雅雄，大矢泰士訳（2015）『遊ぶことと現実（改訳）』岩崎学術出版社）

あとがき

　日本で一番，そしておそらくは世界で一番有名なシャンパーニュといえば，誰もが一度はその名を聞いたことのあるドンペリニヨンでしょう。通称「ドンペリ」といわれる，あのお酒です。

　そして日本で一番，飲んだ人を失望させたシャンパーニュといえば，これもおそらくドンペリニヨンでしょう。

　私の記憶をさかのぼってみても，初めてドンペリニヨンを飲んだときの落胆はいまも忘れられません。それは1993年か94年のどちらかのことで，おそらくは1980年ヴィンテージのドンペリニヨンだったはずです。

　夏休みで実家に帰省した際に，久しぶりに家族がそろって食卓を囲むことになったことを祝い，父が奮発して買ってくれたのです。期待に胸を膨らませて家族で乾杯し，一口飲んでみたあと，情けない表情をして父親と目と目を合わせてしまったあの瞬間のことは，それから30年近くが経ったいまでも，まざまざと思い出すことができます。

　当時の私がシャンパーニュに期待していた爽やかさ，キレ，豊かだけれどドライな果実味といったものが感じられない，きわめて鈍重な液体がそこにはありました。

　「……あんまり美味しくないね」

　そういった私に，父も「……そうだな」と呟きました。

　このとき以来，私の中でドンペリニヨンは，どこか残念なお酒という位置づけになってしまいました。

　私がドンペリニヨンと再会したのは，それから10年以上あとのことです。とある食事会に友人がエチケット（いわゆるラベルのことです）もキャップシ

ールも擦れてボロボロになった古いドンペリニヨンをもってきたのです。記憶が定かではないのですが，2006年頃のことで，1982年か83年のドンペリニヨンだったように思います。

「ドンペリかぁ……たいしてうまくないんだよなぁ」内心でそう呟きながらグラスを傾けた私は衝撃に打たれました。素晴らしく美味しかったからです。フィナンシェが焼き上がるときのような，あるいは焼き栗の糖分がちょっと焦げ始めたような甘く香ばしい香りに，きめ細やかな優しい泡，ふくよかでキレがあり，でもどこまでも伸びていく穏やかな果実味と豊かで力強い余韻。優れたシャンパーニュに求められる資質が絶妙なバランスで備わっている実に見事なシャンパーニュでした。

私が以前飲んだのはなんだったのだろう（ドンペリニヨンなのですが……），そう思わざるをえない美酒でした。このとき以来，一転，私はドンペリニヨンの大ファンになったのです。そして私などよりはるかにワインに詳しい友人知人にこの話をしてみると，同じようにワインを飲み始めてわりとすぐにドンペリニヨンに挑戦してがっかりしたことのある人が想像以上に多くいることもわかりました。

いったいなぜこのような事態が生じるのでしょうか。これには大きく分けて2つの事態が関係しています。

一つは，熟成の問題です。一般にある程度以上の価格（「ある程度以上の質」といったほうが正確なのですが，質はおおむね価格に反映されるので）のワインは，熟成させてから飲むことが前提になっています。3,000〜4,000円のワインであれば数年，5,000円を超えるようなワインであれば7，8年，10,000円以上の高級ワインであれば10年かそれ以上の期間寝かせてから飲むのが一般的です。この間に渋味のもとであるタンニンがこなれ，有機酸に化学変化が起こり旨味や香りが複雑さを増していきます。

発泡性のワインであるシャンパーニュにとってもそれは同じです。シャンパーニュは普通の赤ワインや白ワインと較べれば，ずいぶんと長い熟成期間を経たうえで市場にリリースされますが，それでも購入してからある程度寝かせたほうが香りや味が豊かになります。ドンペリニヨンのような銘酒とな

れば，もともともっている旨味のポテンシャルが高いだけ余計に熟成に時間を要します。

　もちろん販売しているドンペリニョン側は「1回目の飲み頃を迎えた時点で出荷している」と説明するのですが，リリース直後はやはり各味わいが突出していて，総合的なまとまりに欠けることが多いように思います。実際にいま（2021年現在）市場で購入できる2008年ヴィンテージはシャンパーニュにとって大当たりの年で，ドンペリニョンも真に花開くのは50年後になるのではないかと思われるほどの高ポテンシャルの銘酒を生み出しているのですが，いま飲むと私には各要素が少々強すぎるように感じられてしまいます。おそらくいま飲んで一番美味しく感じられるドンペリニョンは1992年ヴィンテージあたりではないでしょうか。

　二つ目は，味覚の獲得性の問題です。私たちが何を美味しいと感じるかには，生得性のものと獲得性のものがあります。私たちのほとんどは甘いものや塩辛いものを生得的に美味しく感じますが，それは甘味のもとであるブドウ糖や塩味のもとであるナトリウムが生存に必要不可欠なものだからです。

　一方でビールやコーヒーなどは違います。多くの場合，初めてこれらに口をつけた人は「苦っ，マズっ」と叫びます。これらを美味しいと感じられるようになるためには，ある種の経験と訓練が必要となります。このように苦いものを美味しく感じられるようになるというのは，獲得性のものなのです。

　シャンパーニュもそうです。ワインにはタンニンという渋味成分が溶け込んでいます。上質なワインになればなるほど，他にもさまざまな味の要素が成分として含まれることになります。入門者向けのスッキリ爽やかなシャンパーニュとは違い，こうした複雑な要素を備えたシャンパーニュを「美味しい」と感じられるためには，コーヒーを美味しく飲めるようになるのに経験が必要なのと同様，ある程度の数を飲みこなすこと，すなわちある種の準備性が求められます。

　ところが，ドンペリニョンはその名声ゆえに，ほとんどシャンパーニュを飲んだ経験のない人――私もそうだったのですが――にも「かのドンペリなんだから，さぞかしうまいだろう」という過大なる期待のもとに飲まれてし

まいます。すると，どういうことが起こるでしょうか。飲み慣れていない人には美味しいと感じられない要素をたくさん備えたドンペリニヨンです。そこでは「なんだこれ？ 美味しくないじゃん」という結末がしばしば生じてしまうわけです。それゆえにドンペリニヨンは，もっとも有名で，おそらくは飲んだ人をもっとも失望させてきたシャンパーニュということになるのです。

＊　　　　　＊　　　　　＊

　さて，そろそろ「いったい，自分は何の話を読まされているのだ？」と疑念に感じる読者も出てきそうですので，本題に戻りましょう。

　私はこれまでメンタライゼーション関連の訳本3冊にかかわってきました。『メンタライゼーションと境界パーソナリティ障害—MBTが拓く精神分析的精神療法の新たな展開』（岩崎学術出版社，2008年），『メンタライゼーション・ハンドブック』（岩崎学術出版社，2011年），『メンタライゼーション実践ガイド』（岩崎学術出版社，2019年）の3冊です。1冊目は複数いる訳者の1人として（実は監訳作業を手伝ってもいるのですが），2冊目は単独の訳者として，そして3冊目は監訳者として，それぞれ異なる立場でかかわりました。

　1冊目は2008年3月に東京で開かれた小寺財団MBT国際セミナーに間に合わせるという，絶対に守らなければいけない締切に向けて急ピッチで進められた翻訳作業だったため，いろいろ至らない点があったことは否定できません。その個人的リベンジとして挑んだのが2冊目でした。当時の自分としてはもちろん全力を尽くしたのですが，いまの視点で振り返ると，訳語の選定や概念の明確化などに関してもう少し工夫の余地があったと思っています。

　その点で3冊目は，私にとってそれなりの自信作として世に送り出したものです。しかし，出版直後の世間の反響はあまり芳しいものではありませんでした。いわく「難しい」「読んでもよくわからない」「訳がよくない」などなど。まぁ散々ないわれようです。正直，落胆した時期もありました。

　しかし発売から1年半以上が経過した最近では，しばしば異なる感想を見聞きするようになりました。「買った当時は全然理解できなかったけれど，

再チャレンジしてみたら驚くほどよく理解できた」という類の感想です。そして，こういう感想を寄せてくれる読者の多くは，その直前にメンタライゼーションに関する研修会やワークショップ等に参加してくれているようであることもわかりました。

メンタライゼーション自体は私たち皆に備わっている普遍的なこころの機能であり，その基本概念自体は決して難しいものではありません。しかし，これを理論的，技法的に説明しようとすると一筋縄ではいかないところがあります。主たるオリエンテーションを精神分析に置いている人が読んでも見慣れない用語や理論が並んでいますし，普段認知行動療法を専門にしている人が読んでも馴染みのない言葉や概念に出会います。愛着理論や外傷論をベースにしている人にとっても同様でしょう。

そのうえ開発者であるベイトマンやフォナギーの文体——動詞に重きを置かず，名詞節と名詞節の連なりで文意を構成していく，かなり日本語にしにくい文体——の問題もあり，どうにも取っつきにくい訳文に思えてしまうようです。ところが，研修会でロールプレイを体験したりして理解を深めることで，肌感覚での準備性を備えた状態で本文に戻ってみると，みかけ上の難しさに惑わされることなく素直に文意を読み取れるのでしょう。

メンタライゼーションへの関心は本邦においてもここ数年急速に高まっています。新しいものを学ぶときに，その原典——ここではベイトマンとフォナギーの著書——に触れるところから始めようとするのはきわめて真っ当な姿勢です。

しかし，上述した理由で，メンタライゼーションの初学者がいきなりベイトマンとフォナギーの文章に挑むというのは，シャンパーニュをほぼ初めて飲む人がドンペリニョンの美味しさを味わい尽くすような難しさがあります。

ドンペリニョンの美味しさがわかるためには，ある程度いろいろなシャンパーニュを体験しておいたほうがいいように，ベイトマンとフォナギーの訳本を理解するために先んじて体験しておくほうがいい準備性を提供するための入門書。本書はそういう一冊を目指して書かれました。

読者の皆さんが楽しみながら本書を通読してくださることを願っています。

　　　　*　　　　　*　　　　　*

　本書のもとになった原稿は，2019年3月から2021年3月（204〜216号）まで約2年にわたって日本評論社の『こころの科学』誌上に連載された原稿をもとにしています。『こころの科学』とのご縁は，2010年10月号（154号）の境界性パーソナリティ障害特集号（白波瀬丈一郎編）にメンタライゼーションの視点を導入した治療論を寄稿したことから始まりました。

　ありがたいことにこの原稿を高く評価してくださった担当編集者の植松由記さんより，単行本の執筆依頼をいただいたのは2010年12月のことでした。二つ返事で引き受けてしまったものの，単著まるまる一冊を構成するほどメンタライゼーションについて何かを書くことができるとは到底思えず，結局ズルズルと約束を引き延ばしているうちに，このままでは約束を反故にされかねないと思った植松さんからの提案を受けて，見切り発車的に始まったのが本書のもととなった連載でした。

　単行本一冊分に必要な2年間12回の連載を前提に始まった執筆作業でしたが，連載開始後も3，4回も書けばもう書くことがなくなってしまうのではないかという不安が拭えず，そこを過ぎれば今度は6，7回も続けばさすがにもう書けることがなくなるだろうと心配になるということの繰り返しで，この2年間はなかなかに大変な日々でした。

　そのような状況にもかかわらず何とかこの仕事を完遂できたのは，ひとえにこの2年間を並走してくれた植松さんの温かい励ましと細やかなサポートのおかげです。その意味で本書はほとんど彼女の作品といってもいいかもしれません。ものを書くうえで編集者の存在がいかに大切かということを，私はこの2年間で強く強く学びました。ここにこころからの感謝をお伝えしたいと思います。

　とはいえ，この10年間は私にとっていたずらに費やした10年というわけでもありません。こうして本書を書き終えたいま思うのは，この10年は私の中でメンタライゼーションと精神分析を馴染ませるためにどうしても必要な期間だったのだろうということです。

翻訳ではない，日本語オリジナルのメンタライゼーションに関する解説書は，本書以外にも複数存在するわけですが，本書にどこか独創的なところがあるとすれば，週4日以上の精神分析の理論と実践というものを常に念頭に置き，そことの比較でメンタライゼーションについて考えたことを綴っているということでしょう。

　もちろん，私のポテンシャルはドンペリニヨンに喩えることができるような優れたものではありませんが，それでもこの10年の「熟成」は本書の味わいを深めてくれているものと思います。

＊　　　　　＊　　　　　＊

　いうまでもないことですが，本書の執筆に際しては実に多くの方々からの有形無形の支援を受けています。

　まずは植松由記さんを始め，連載および本書の出版にかかわってくださった日本評論社の方々に感謝申し上げます。

　続いて，日本メンタライゼーション研究会の皆さんに感謝したいと思います。精神分析とメンタライゼーションとを行き来するがゆえに，ときどき燃料切れ気味になってしまう私にとって，皆さんがメンタライゼーションに注ぐ情熱は本当に尊いものです。

　私の訓練分析家にこころから御礼申し上げます。そして，歴代のスーパーヴァイザー，すなわち故狩野力八郎先生，藤山直樹先生，岡野憲一郎先生に感謝申し上げます。また日頃お世話になっている日本精神分析協会の先生方にも感謝いたします。もしかしたら先生方からすると，私のこの仕事は一種の余技のようにみえるかもしれません。しかし，私にとって，精神分析とメンタライゼーションとの間で葛藤しながらこの文章を紡いだ時間というのはきわめて精神分析的なものでした。

　連載中に応援の言葉をくださった読者の皆さんに感謝します。お名前を挙げることはしませんが，本書のもととなった原稿のほとんどは，読んでくれていることが確実な数名のお顔を思い浮かべながら書いたものです。こうして単行本としてまとまったものも楽しんでもらえたなら嬉しく思います。

毎度のことですが，私の家族にも日頃の感謝を伝えたいと思います。いつも本当にありがとう。

　最後に，臨床を通して私と出会ったすべての人に御礼をお伝えしたいと思います。皆さんが，それぞれの立場でよりよくメンタライジングできる日々を送っておられることを願っています。

2021年3月　満開の桜並木を家族と歩いた日に

池田暁史

事項索引

人名索引

●著者略歴

池田暁史（いけだ・あきふみ）

1972年　山形県に生まれ，エドヒガンの古木群に魅せられながら育つ
1999年　東京大学医学部卒業，東京大学医学部精神神経科入局
　　　　その後，杏林大学医学部精神神経科学教室助教，
　　　　文教大学人間科学部准教授，同教授を経て
現　在　大正大学心理社会学部臨床心理学科教授
　　　　恵比寿（東京）にて精神分析個人開業

専門　精神分析・力動精神医学
著訳書　『自我心理学の新展開』ぎょうせい（分担執筆），『文化・芸術の精神分析』遠見書房（分担執筆），R・ケイパー『米国クライン派の臨床』岩崎学術出版社（共訳），J・G・アレン，P・フォナギー『メンタライゼーション・ハンドブック』岩崎学術出版社（訳），G・O・ギャバード『精神力動的精神療法 基本テキスト』岩崎学術出版社（訳），A・ベイトマン，P・フォナギー『メンタライゼーション実践ガイド』岩崎学術出版社（監訳），G・O・ギャバード『精神力動的精神医学　第5版（DSM-5®準拠）』岩崎学術出版社（監訳），『精神分析になじむ——狩野力八郎著作集1』金剛出版（編），『力動精神医学のすすめ——狩野力八郎著作集2』金剛出版（編），『精神療法トレーニングガイド』日本評論社（編）など

メンタライゼーションを学ぼう
——愛着外傷をのりこえるための臨床アプローチ

2021年6月15日　第1版第1刷発行
2023年10月25日　第1版第3刷発行

著　者──池田暁史
発行所──株式会社 日本評論社
　　　　〒170-8474　東京都豊島区南大塚3-12-4
　　　　電話 03-3987-8621（販売）-8598（編集）　振替 00100-3-16
印刷所──港北メディアサービス株式会社
製本所──株式会社 難波製本
装　幀──図工ファイブ

検印省略　© 2021 Ikeda, A.
ISBN 978-4-535-98505-6　Printed in Japan

精神療法
トレーニング
ガイド

藤山直樹
津川律子
堀越　勝
池田暁史
笠井清登
【編】

精神療法トレーニングの
新たな試みがここにひらかれる！

東京大学の精神医学教室で行われている精神
療法トレーニング：TPAR（ティーパー）。
その具体的な準備や心構え、構造や実際をスー
パーバイザー、スーパーバイジー、チューターの
三者の立場から語る。

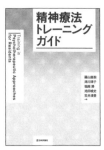

◆定価 3,080 円（税込）／A5判

愛着障害としての
アディクション

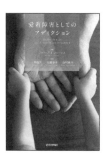

フィリップ・J・フローレス【著】
小林桜児・板橋登子・西村康平
【訳】

ボウルビィの愛着理論とコフートの自己心理学、
2つの理論が紡ぐ
「人間関係の病としてのアディクション」

アルコールや薬物などの依存症臨床の神髄を、
豊富な症例とともに解説する。

◆定価 3,300 円（税込）／A5判

日本評論社
https://www.nippyo.co.jp/